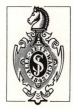

Unterstützende Pflege bei Krebspatienten

Herausgegeben von
A. Glaus und H.-J. Senn

Unter Mitarbeit von

I. Bachmann-Mettler · C. Bienstein · B. Dicks
D. R. Escudier · H. Gall · M. Hahn · H. Hilty · A. Horner
J. Johnson · J. Kiser · Ø. Nordbø · A. Sbanotto
M. Schmid-Naville · H. Schmitt · H. Schmucker
W. O. Seiler · R. Tiffany · V. Ventafridda

Mit 7 Abbildungen und 18 Tabellen

Springer-Verlag
Berlin Heidelberg New York
London Paris Tokyo

Herausgeber

Oberschwester AGNES GLAUS

Prof. Dr. med. HANS-JÖRG SENN

Kantonsspital St. Gallen
Medizinische Klinik C
CH-9007 St. Gallen

ISBN 3-540-17151-7 Springer-Verlag Berlin Heidelberg New York
ISBN 0-387-17151-7 Springer-Verlag New York Berlin Heidelberg

CIP-Kurztitelaufnahme der Deutschen Bibliothek.
Unterstützende Pflege bei Krebspatienten /
hrsg. von A. Glaus u. H.-J. Senn. Unter Mitarb. von I. Bachmann...
– Berlin; Heidelberg; New York; London; Paris; Tokyo: Springer, 1988
ISBN 3-540-17151-7 (Berlin...)
ISBN 0-387-17151-7 (New York...)
NE: Glaus, Agnes [Hrsg.]; Bachmann-Mettler, Irène [Mitverf.]

Dieses Werk ist urheberrechtlich geschützt. Die dadurch begründeten Rechte, insbesondere die der Übersetzung, des Nachdrucks, des Vortrags, der Entnahme von Abbildungen und Tabellen, der Funksendung, der Mikroverfilmung oder der Vervielfältigung auf anderen Wegen und der Speicherung in Datenverarbeitungsanlagen, bleiben, auch bei nur auszugsweiser Verwertung, vorbehalten. Eine Vervielfältigung dieses Werkes oder von Teilen dieses Werkes ist auch im Einzelfall nur in den Grenzen der gesetzlichen Bestimmungen des Urheberrechtsgesetzes der Bundesrepublik Deutschland vom 9. September 1965 in der Fassung vom 24. Juni 1985 zulässig. Sie ist grundsätzlich vergütungspflichtig. Zuwiderhandlungen unterliegen den Strafbestimmungen des Urheberrechtsgesetzes.

© Springer-Verlag Berlin Heidelberg 1988
Printed in Germany

Die Wiedergabe von Gebrauchsnamen, Handelsnamen, Warenbezeichnungen usw. in diesem Werk berechtigt auch ohne besondere Kennzeichnung nicht zu der Annahme, daß solche Namen im Sinne der Warenzeichen- und Markenschutz-Gesetzgebung als frei zu betrachten wären und daher von jedermann benutzt werden dürfen.

Produkthaftung: Für Angaben über Dosierungsanweisungen und Applikationsformen kann vom Verlag keine Gewähr übernommen werden. Derartige Angaben müssen vom jeweiligen Anwender im Einzelfall anhand anderer Literaturstellen auf ihre Richtigkeit überprüft werden.

Satz, Druck und Bindearbeiten:
Petersche Druckerei GmbH & Co. Offset KG, Rothenburg ob der Tauber
2125/3130-54321

Vorwort

In der Tumormedizin ist man sich in den letzten Jahren zunehmend bewußt geworden, daß unterstützende Maßnahmen bei der Behandlung von Tumoren und bei der Bekämpfung von krankheitsbedingten Symptomen ebenso wichtig sind wie der eigentliche „Kampf gegen den Krebs". Unterstützende Pflege versteht sich dabei als lindernd, beratend und begleitend. Sie umfaßt die körperlichen, seelisch-geistigen, sozialen und pflegerisch-medizinischen Aspekte.

Am internationalen Symposium „Supportive Care in Cancer Patients", welches vom 18.–21. Februar 1987 in St. Gallen stattfand, standen für einmal nicht die Tumorbehandlungen, sondern die unterstützenden Maßnahmen in allen Phasen eines Krebsleidens im Zentrum. Während Ärzte in Parallelprogrammen die Themen „Palliative und unterstützende Chirurgie", „Behandlung von Blutungen" und „Infektionen" sowie die „Ernährung des Krebspatienten" diskutierten, tagten die Krankenschwestern im Rahmen eigener Sessionen zu den Themen „Unterstützende Pflegemaßnahmen", „Rehabilitative Aspekte" und „Psychosoziale und geistliche Begleitung des Kranken und seiner Betreuer". In drei gemeinsamen Sessionen mit den Ärzten wurde über Bekämpfung von Krebsschmerzen, psychosoziale Supportivmaßnahmen und die Bekämpfung von Therapienebenwirkungen gesprochen. Hauptvorträge, von Ärzten und Krankenschwestern gehalten, rundeten die Vormittage ab.

Die Vorträge der Krankenpflege-Sessionen wurden – wo nötig – ins Deutsche übersetzt und im vorliegenden Band zusammengefaßt. Ebenfalls aufgenommen wurden die von Pflegepersonen gehaltenen Referate im Rahmen der Hauptvorträge oder gemeinsamer Sitzungen, ebenso das Hauptreferat des Prä-Kongreß-Workshops über „Sozialarbeit in der Onkologie". Die Ärztereferate werden im separaten, gleichzeitig erscheinenden, englischsprachigen Kongreßband „Supportive Care in Cancer Patients" in der Springer-Reihe „Recent Results in Cancer Research" publiziert.

Dieses Buch erhebt keinen Anspruch auf eine vollständige Abhandlung unterstützender Krankenpflege in der Onkologie. Es faßt vielmehr die am Konreß auf gute Resonanz gestoßenen Beiträge von Pflegepersonen zusammen, und wir hoffen, daß dadurch sowohl Erkrankte als auch Betreuer Unterstützung im Alltag finden.

AGNES GLAUS
HANS-JÖRG SENN

Inhaltsverzeichnis

Probleme von Krebspatienten – aus der Sicht der Sozialarbeit
MECHTHILD HAHN 1

Das prä- und postoperative Aufklärungsgespräch aus pflegerischer Sicht
HILDEGARD SCHMUCKER 9

Methoden der Medikamentenverabreichung mittels tragbarer Pumpen
bei ambulanten Patienten
HELEN GALL 15

Wann ist der Einsatz der Skalphypothermie wirklich sinnvoll?
JOSY KISER 19

Schätzen Krebspatienten implantierbare,
venöse Dauerkathetersysteme?
IRÈNE BACHMANN-METTLER. Mit 1 Abbildung 25

Dekubitusrisiko des kachektischen Krebspatienten:
Ursache und Prophylaxe
WALTER O. SEILER. Mit 2 Abbildungen 31

Unterstützung des krebskranken Kindes und seiner Familie
ALISON HORNER 37

Pflege des Sterbenden zu Hause – aus der Sicht einer
Krankenschwester
MONIKA SCHMID-NAVILLE. Mit 1 Abbildung 43

Schmerzbehandlung bei Krebspatienten: die Rolle des Pflegepersonals
BARBARA DICKS 49

Parenterale Ernährung in der Heimpflege
HEIDI SCHMITT 55

Rehabilitative Aspekte in der Pflege von Patienten
mit einer Laryngektomie
ØYVIND NORDBØ 59

Ein Programm kontinuierlicher Pflege bei sterbenden Krebspatienten mit Schmerzen
Vittorio Ventafridda und Alberto Sbanotto. Mit 1 Abbildung . . . 65

Rehabilitation der brustoperierten Frau
Denise R. Escudier 73

Ich pflege − Wege aus der Hilflosigkeit
Christel Bienstein 79

Seelsorge in der Begegnung mit Krebskranken
Hans Hilty 87

Krebs − ein Familienproblem
Judi Johnson. Mit 2 Abbildungen 93

Lebensqualität für Patienten, welche eine Chemotherapie und Hormontherapie erhalten
Robert Tiffany 99

Autorenverzeichnis

BACHMANN-METTLER, IRÈNE
Instruktionsschwester
Medizinische Klinik C
Kantonsspital
CH-9007 St. Gallen

BIENSTEIN, CHRISTEL
Diplomierte Krankenschwester
Bildungszentrum des DBfK
Königgrätzstraße 12
D-4300 Essen

DICKS, BARBARA, R.N.
114 Kingsley Road
Maidstone, Kent ME15 7UP
Great Britain

ESCUDIER, DENISE R.
8, rue Taine
F-75012 Paris

GALL, HELEN
Diplomierte Krankenschwester
Akademisch Ziekenhuis der
Vrije Universiteit
De Boelaan 1117
Postbus 7057
NL-1007 MB Amsterdam

HAHN, MECHTHILD
Dipl.-Sozialarbeiterin
Klinikum der
Johannes-Gutenberg-Universität
Langebeckstraße 1
D-6500 Mainz

HILTY, HANS, Spitalpfarrer
Kantonsspital
CH-9007 St. Gallen

HORNER, ALISON, R.N.
Paediatric Oncology
Royal Manchester Children's Hospital
Pendlebury M2Y 1HA
Great Britain

JOHNSON, JUDI, R.N.
President Oncology Nursing Society
Cancer Services
North Memorial Medical Center
3300 Oakdale, Avenue North
Robbinsdale, MN 55422, USA

KISER, JOSY
Diplomierte Krankenschwester
Institut für Medizinische Onkologie
Inselspital
CH-3010 Bern

NORDBØ, ØYVIND
Undervisningskonsulent
Dr. Samuelsens Vei
N-4810 Eydehavn

SBANOTTO, ALBERTO, Dr.
National Center Institute
Fondazione Floriani
Vicolo Fiori 2
I-20121 Milano

SCHMID-NAVILLE, MONIKA
Diplomierte Krankenschwester
Praxis Dr. V. Hofmann
AMI-Klinik im Park
Seestraße 220
CH-8002 Zürich

SCHMITT, HEIDI
Ernährungsschwester
Mittelstraße 10
D-8602 Pettstadt

SCHMUCKER, HILDEGARD
Diplomierte Krankenschwester
Lutherstraße 42
D-6900 Heidelberg

SEILER, WALTER O., Dr.
Leitender Arzt
Medizinisch-Geriatrische Abt.
Kantonsspital Basel
CH-4031 Basel

TIFFANY, ROBERT, R.N.
Chief Nursing Officer
Royal Marsden Hospital
Fulham Road
London SW3 6JJ
Great Britain

VENTAFRIDDA, VITTORIO, Dr.
National Cancer Institute
Fondazione Floriani
Vicolo Fiori 2
I-20121 Milano

Probleme von Krebspatienten – aus der Sicht der Sozialarbeit

MECHTHILD HAHN

In diesem Beitrag werden Erfahrungen der Sozialarbeit mit Krebskranken in der Bundesrepublik Deutschland berichtet. Abgesehen von spezifischen Besonderheiten, die von Land zu Land in der Mentalität, der soziokulturellen Eigenart der Bevölkerung und der ökonomischen Basis verschieden sind, werden die zentralen psychosozialen Probleme von Krebskranken überall ähnlich sein. Insofern teilen vermutlich die Kolleginnen und Kollegen aus den anderen europäischen Ländern und den USA die hier skizzierten Erfahrungen aus der Sozialarbeit in den wesentlichen Punkten. Oder wir lernen in diesem Workshop, von unseren unterschiedlichen Standorten aus Aspekte zu vergleichen und einmal anders zu überdenken. Tatsächlich hängt aber die jeweilige Sichtweise der Probleme und erst recht die Form der Intervention und ihre Effektivität immer von den strukturellen Bedingungen ab, unter denen Sozialarbeit stattfindet. Deshalb werfen wir zunächst einen kurzen Blick auf die Entwicklung der Sozialarbeit mit Krebskranken in der BRD.

Vereinzelt, vor allem an Universitätskliniken, gab es in Deutschland bereits vor 60 Jahren „Krankenhaus-Fürsorgerinnen", Vorläuferinnen der heutigen Sozialarbeiter, die sich Krebspatienten in materiellen und familiären Notlagen zuwandten. Nach dem Zweiten Weltkrieg, in einer Zeit also nach dem vollständigen Zusammenbruch, in allgemeiner wirtschaftlicher Misere, wurde diese Form der Krankenhausfürsorge noch weitergeführt. Denn obwohl in den Jahren des Wiederaufbaues in unserem Lande auch die soziale Gesetzgebung fortentwickelt wurde, blieb zunächst noch die materielle Sicherung menschenwürdiger äußerer Lebensumstände im Falle einer schweren, langdauernden oder gar tödlich verlaufenden Krankheit, also insbesondere bei Krebs, für breiteste Bevölkerungsschichten ein Problem. Heute können wir konstatieren, daß das System gesetzlich geregelter, ökonomisch-materieller Sicherheit und gesundheitlich sozialer Versorgung solche Probleme weitgehend aufgefangen hat. Allerdings sind mit dem Wachsen eines gewissen Wohlstandes in unserer Gesellschaft auch die Ansprüche und Gewohnheiten der Bevölkerung angewachsen, so daß relative ökonomische Nachteile, wie sie aus chronischer Krankheit heute noch resultieren – obwohl mit früheren Notlagen nicht mehr vergleichbar –, für die Betroffenen Probleme bedeuten. Im gleichen Maße, in welchem „äußere", d.h. materielle Krankheitsprobleme abnahmen, traten gleichzeitig die „inneren", d.h. die seelischen, persönlichen und zwischenmenschlichen Probleme von Krebskranken stärker in den Vordergrund. Solche Probleme anzugehen, setzte den Professionalisierungsprozeß der „Fürsorge" zur Sozialarbeit voraus, hauptsächlich beeinflußt von der ursprünglich aus den USA übernommenen „Methodenlehre", samt ihrem wissenschaftlichen Instrumentarium aus der Psychologie, Soziologie, Sozialpädagogik etc. und ihrer den Verhältnissen unserer Gesellschaft entsprechenden Weiterentwicklung. Sozialarbeit gewann nun aber speziell im Tätigkeitsfeld Krankenhaus allmählich nur dadurch an Gewicht, weil sich gleichzeitig in der Medizin ein Umdenkprozeß vollzog bzw. noch vollzieht. Das Unbehagen an einer einseitig naturwissenschaftlich-technisch ausgerichteten Medizin nahm im gleichen Maße zu, wie Dank der Fortschritte eben dieser Medizin immer mehr Menschen lebensbedrohliche Krankheiten, auch Krebskrankheiten, um den Preis schwerer körperlich-seelischsozialer Dauerschäden überlebten. Weil deshalb in der Medizin die kurative Orientierung von einer rehabilitativen und damit personenbezogenen Sichtweise ergänzt werden mußte, wurde auch die Einbeziehung der Sozialarbeit im Krankenhaus für Behandlung und Nachsorge von insbesondere chronisch Kranken und Behinderten, vor allem von Krebspatienten, immer notwendiger. So ist die Zahl der in Krankenhäusern tätigen Sozialarbeiter seit den 70er Jahren ständig gestiegen, wenngleich sie auch heute bei weitem noch nicht ausreicht, um in allen onkologischen Schwerpunkten eine systematische Mitbetreuung der Krebskranken durch den klinischen Sozialdienst zu gewährleisten.

Im letzten Jahrzehnt wurden in Deutschland außerdem — bedingt durch das anwachsende Problembewußtsein in der Medizin und der Bevölkerung allgemein — von Länder-Krebsgesellschaften, Tumorzentren und Wohlfahrtsorganisationen psychosoziale Beratungsstellen für Krebskranke im ambulanten Sektor in vorläufig allerdings noch unzureichender Zahl neu eingerichtet. Hier beraten Sozialarbeiter in der nachklinischen Krankheitsphase Krebspatienten und ihre Familienangehörigen oft über langdauernde Zeiträume in der je unterschiedlichen Intensität und Häufigkeit, wie es die Ratsuchenden brauchen und wünschen.

Zusätzlich gibt es im deutschen Kranken- und Rentenversicherungssystem — wie vermutlich auch in einigen anderen Ländern — die Möglichkeit der „stationären Nachsorge" für Krebskranke in onkologischen Rehabilitationskliniken, wo in einem psychosomatischen Therapiekonzept neben Psychologen gleichfalls Sozialarbeiter an der Betreuung der Patienten beteiligt sind. Im Jahre 1983 haben sich Psychologen, Sozialarbeiter, Ärzte, Krankenschwestern, Seelsorger u.a.m., die im stationären und ambulanten Gesundheitssystem vorwiegend Krebskranke betreuen, in der „Deutschen Arbeitsgemeinschaft Psychoonkologie e.V." zusammengeschlossen, um durch persönlichen Erfahrungsaustausch und Reflexion von Bedingungen, Zielen und Methoden ihre Arbeit zu verbessern und öffentliche Aufmerksamkeit auf die psychosozialen Aspekte des Krebsproblems zu lenken. Als Mitglied dieser Organisation wie auch der „Deutschen Vereinigung für den Sozialdienst im Krankenhaus e.V." erfuhr ich, wie unterschiedlich die Handlungsspielräume, Zugangsweisen und Schwerpunkte der Sozialarbeit mit Krebspatienten sind – aber auch, wie übereinstimmend die psychosozialen Probleme von Krebspatienten sind, denen wir mit verschiedenen Lösungskonzepten beizukommen uns bemühen und die ich nun im zweiten Teil meines Beitrags skizzieren will.

Krebskrank zu sein, erschüttert das seelische Erleben, das Selbstverständnis und die Wirklichkeitswahrnehmung des Krebspatienten grundlegend. Angst befällt ihn, und sie begleitet ihn oft über Jahre, auch dann, wenn seine Krankheit zum Stillstand gebracht bzw. geheilt werden konnte. Diese für Krebspatienten typische Angst, sei sie bewußt oder abgewehrt, wird ausgelöst von der Erkenntnis, hinterrücks, d.h. oft ohne körperliches Krankheitsgefühl doch von einem lebensbedrohlichen Leiden befallen zu sein, dessen Verlauf auch bei optimaler medizinischer Behandlung letztlich unberechenbar bleibt und das in der Vorstellung der meisten Menschen stets mit schmerzhaftem Siechtum und Tod assoziiert wird. Der Krebspatient reagiert psychisch mit Schock, Verleugnung, Zorn und Depression, bis er die Realität seiner Krankheit und die zumeist invasiven Therapiemaßnahmen akzeptiert, auf deren Heilungserfolg er nur hoffen, sich aber nicht garantiert verlassen kann. Nichts und niemand kann ihm den kaum erträglichen Zwiespalt zwischen Hoffnung und Zweifel nehmen, in dem er sich von allen anderen, auch den ihm nahestehenden, geliebten und den therapeutisch oder pflegerisch um ihn persönlich besorgten Menschen innerlich isoliert fühlt. Angstvoll erlebt er sich seiner Krankheit, einer ungewissen Zukunft ausgeliefert und zugleich extrem abhängig von den Befunderhebungen, Aussagen, Ratschlägen und Therapien seiner Ärzte. Diese Abhängigkeit nötigt ihn zu einer Art „blindem Vertrauen" in die Kompetenz der Medizin, und es vermindert momentan seine Angst, wenn er sich dieser Kompetenz quasi überantworten kann. Abhängigkeit, die das Selbstvertrauen und die innere Entscheidungsfreiheit zusätzlich einschränkt, macht jedoch auch „mißtrauisch" und innerlich revoltierend. Diesen Zwiespalt der Gefühle spüren vor allem Ärzte und Krankenschwestern im Umgang mit Krebspatienten, die ihnen einerseits ein unentwegtes, manchmal fast unterwürfiges Bedürfnis nach persönlicher Zuwendung in ihren seelischen Nöten entgegenbringen, andererseits sich aber auch vorwurfsvoll, anklagend und abweisend verhalten. – Endlich entlassen aus der therapeutisch-pflegerischen Abhängigkeit, nach abgeschlossener Behandlung, empfindet die Mehrzahl der Krebspatienten jedoch bestürzt, daß sie jetzt nicht nur befreit sind. Viele fühlen sich nach dieser Rückkehr in die Selbstverantwortung plötzlich alleingelassen in ihrer bangen Ungewißheit um den weiteren Verlauf des Leidens. Sie bemerken quasi nachträglich, daß das Krankenhaus mit seinen Aktivitäten gegen die gefürchtete Krankheit trotz aller Mißhelligkeiten des Patientseins ihnen auch Schutz bot und dem ganzen Geschehen eine Art von Vorläufigkeit verlieh. Daß aber die Realität, die Bedeutung der Krebskrankheit für ihr Leben in einer vielleicht nur noch begrenzten Zeitspanne, in den Erfordernissen des Alltags, in der Familie, in den beruflichen und ökonomischen Auswirkungen jetzt unausweichlich begriffen und bewältigt werden muß.

Sollten sich der bisher beschriebenen psychischen Problematik von Krebspatienten auch und besonders Ärzte, Krankenschwestern, Seelsorger mit behutsamem Verständnis annehmen, so ist es der berufsspezifische Auftrag des Sozialarbeiters, eben diese Probleme von Krebspatienten in ihrem individuellen biographischen, zwischenmenschlichen und sozialen Zusammenhang zu begreifen, lösen oder zumindest lindern zu helfen. Was also erfahren wir aus diesem Blickwinkel der Sozialarbeit genauer an Problemen von Krebspatienten?

Durch die Krankheit, den Krankenhausaufenthalt oder evtl. auch eine langwierige und belastende ambulante Behandlung (z.B. zytostatische Therapie) verliert der Krebspatient zunächst seine vertrauten Rollen, Pflichten und Aufgaben, die ihm normalerweise inneren Halt, Identität, das Gefühl gebraucht zu werden, Prestige und äußere Sicherheit geben. Er erleidet dadurch Einbußen in seinem Selbstbewußtsein und -wertgefühl. Seine Krankheitsangst läßt ihn – in vielen Fällen zu Recht – befürchten, diesen Platz in seiner Eigenwelt in Zukunft nicht mehr ausfüllen zu können, im Fortschreiten des Krebsleidens schmerzgepeinigt und pflegebedürftig seinen Angehörigen mehr und mehr zur Last zu werden. Solche Empfindungen der Wertlosigkeit sind besonders ausgeprägt bei Krebspatienten, die wegen der Lokalisation ihrer Erkrankung sich verstümmelnden Operationen (z. B. Mammaamputation, Laryngektomie, Kolostomie u. ä.) unterziehen mußten, weil diese nämlich unmittelbar im zwischenmenschlichen Kontakt, entweder in der Intimsphäre oder in der normalen Kommunikation Hemmungen, Fremdheit und Konflikte verursachen. Viele Krebspatienten versuchen ihre Selbstwertzweifel und ihre Ängste dadurch zu beschwichtigen, daß sie sich emotional besonders eng an ihre Familienangehörigen klammern und sich beständig deren unveränderter Zuneigung versichern. Weil die meisten aber gleichzeitig vermeiden wollen, diesen Kummer zu bereiten, verbergen sie gerade vor den nächststehenden Menschen ihre wahren Gefühle, zeigen sich nur zuversichtlich und tapfer. Aus Angst, sonst womöglich weniger geliebt, ja verlassen zu werden, ziehen sie sich eher in innere Einsamkeit zurück.

Indessen verhalten sich die Angehörigen häufig ähnlich. Emotional unmittelbar mitbetroffen und von zusätzlichen Rollenpflichten des veränderten Alltagslebens herausgefordert, müssen sie sich gleichfalls zwischen Hoffnung und Furcht mit dem bedrohlichen Krankheitsereignis auseinandersetzen. In Hilflosigkeit, Verlustangst, Schuld- und Versagensgefühlen verfallen manche in einen Zustand seelischer Lähmung; andere flüchten in Überaktivität und die verzweifelte Suche nach Auswegen, z. B. auch in einer obskuren „Außenseitermedizin". Da sie das Krankheitsschicksal ihres Angehörigen nicht abwenden können, wollen sie ihn wenigstens davor beschützen, „die Wahrheit" zu wissen. Deshalb versuchen sie oft, die Kommunikation zwischen Ärzten, Krankenschwestern u. a. mit dem Krebspatienten zu kontrollieren und mit diesen gemeinsam ein Komplott des vermeintlich barmherzigen Verschweigens zu schmieden. Ob ihnen dies nun gelingt oder nicht − manchmal neigen ohnehin die medizinischen und pflegerischen Bezugspersonen zu ähnlichen Verschleierungstaktiken −, die Angehörigen jedenfalls verbergen im Umgang mit ihrem Patienten meistens ihre eigene Besorgnis hinter einem kämpferischen oder verharmlosenden Optimismus und entsprechen damit ziemlich genau der dargebotenen Gefühlsfassade des Patienten. Auch sie bleiben dadurch innerlich allein und auf sich selbst zurückgeworfen. Trotz der Liebe, die diese Menschen in einem, vielleicht schon langen gemeinsamen Leben bei allen auch widerfahrenen Problemen miteinander verbindet, die aber in der extremen Belastung der Krebskrankheit aus wechselseitiger Rücksichtnahme keinen wahrhaftigen Ausdruck findet, entfernen sie sich jetzt innerlich voneinander, sie verstummen voreinander über das, was sie zutiefst bewegt. Daß es für alle leichter (gewesen) wäre, sich zu öffnen, den Schmerz und das Leid miteinander zu teilen und zu tragen, ahnen Familien mit einem Krebspatienten erst im Stadium der unheilbaren Krankheitsprogredienz, wenn der Patient von sich aus es wagt, diese Mauer des Schweigens zu durchbrechen, weil er die Nähe, den ehrlichen Beistand und auch die „emotionale Erlaubnis" seiner Angehörigen braucht, um sich vom Leben zu lösen und schließlich versöhnt zu sterben. In dieser Endphase hängt das Gelingen eines solchen, für alle tröstlichen Abschiednehmens aber auch davon ab, ob die Beziehungen zwischen den Beteiligten von früher her noch von echter persönlicher Zuneigung und nicht nur pflichtgemäßer Gewohnheit oder Konventionen geprägt sind und ob ein gemeinsamer, religiöser Sinnzusammenhang sie trägt.

In der von Ungewißheit über Heilung, Krankheitsstillstand oder Progredienz gekennzeichneten Zeit nach der Krankenhausbehandlung jedenfalls herrschen bei Krebspatienten und ihren Familienangehörigen zwei sich jeweils entweder ergänzende und damit harmonisierende oder gegenläufige und dadurch konflikterzeugende Verhaltensformen zur Problembewältigung vor. Diese werden hauptsächlich von folgenden Einflußfaktoren bestimmt: Persönlichkeitsmerkmale, Alter, Biographie der Beteiligten – Werte, Normen, Qualität und bisherige Geschichte ihrer Beziehungen miteinander – reale Lebensumstände und Alltagsanforderungen – schließlich Art, Schweregrad des Krebsleidens und bleibende Folgezustände der krebsspezifischen Therapie. Krebskranke neigen entweder dazu, sich aus ihren früheren gewohnten sozialen Pflichten und Rollen in die des resignierten Dauerpatienten zurückzuziehen, dabei aber auch ihr ganzen Leben, das frühere, das gegenwärtige und das künftige vom Ereignis ihres Krebskrankseins her in Frage zu stellen, es neu zu definieren und ihm im Bewußtsein seiner zeitlichen Begrenzung einen tieferen Sinn zu verleihen. Oder sie versuchen, die bedrohliche Bedeutung des Ereignisses zu ignorieren, indem sie sofort wieder alle Aufgaben und sozialen Rollen womöglich noch engagierter übernehmen, um es vergessen, quasi ungeschehen zu machen, sich gegen den Krebs am angestammten Platz ihres Lebens zu behaupten. Familienangehörige tendieren entweder dazu, ihren Krebskranken in Überbesorgnis einzubetten, als könnten sie ihn in einer Art familiärer Sanatoriumsatmosphäre nicht nur von den normalen Alltagsbelastungen, sondern dadurch vor dem Fortschreiten seiner Krankheit abschirmen. Oder sie verharmlosen das Krankheitsereignis als schon überstandenen Zwischenfall und erwarten stillschweigend, daß der Krebskranke seinen Part im familiären Rollenensemble unverändert ausfüllt, um ihre eigenen Zweifel und Befürchtungen zu beschwichtigen.

Es liegt auf der Hand, welche Spannungen und Entfremdungen das Familienleben besonders dann stören und zusätzliches seelisches Leid bereiten, wenn die Problembewältigungsmuster des Krebspatienten und die seiner Angehörigen gegensätzlich sind. Wir sehen dies vor allem bei jüngeren Krebskranken und ihren Familien, vornehmlich bei Frauen und Müttern, die einen großen Haushalt mit noch kleinen Kindern zu versorgen haben – anders akzentuiert auch bei Männern, deren Berufslaufbahn, kollegiale Gruppenzugehörigkeit und Pläne durch die Krankheit zeitweilig unterbrochen oder gar endgültig zerstört werden, gefolgt von materiellen Einschränkungen und Einbußen an berufsbezogenem sozialen Prestige. Wir beobachten es bei älteren Krebskranken, die zu einem großen Teil nicht mehr in einem festen Familienverband, sondern allein leben, so daß sie sich durch räumliche und emotionale Distanz zu ihren erwachsenen Kindern, Enkeln und sonstigen Verwandten auf deren beständigen familiären Beistand in ihrer Krankheit kaum verlassen können und für ihre praktischen Bedürfnisse der alltäglichen Versorgung und Pflege, oft sogar für persönlich seelischen Zuspruch fremde, d. h. organisierte fachliche Hilfe benötigen.

Doch nicht nur die innerfamiliären Beziehungen des Krebspatienten verändern sich durch seine Krankheit. Auch der Kontakt zur weiteren sozialen Umwelt: Nachbarschaft, Freundes- und Bekanntenkreis, Arbeitskollegen usw. ist zumindest befangen und gehemmt. Weil sie nicht wissen, wie sie sich richtig verhalten sollen, weichen Außenstehende häufig der Begegnung mit dem Krebskranken aus. Andere verfallen in laute, schulterklopfende Aufmunterung oder unangebrachte Mitleidsgesten. (Wieder ist es – wie in der Familie – der Krebskranke selbst, der diese Beziehungen nach dem Maß seiner wiedergewonnenen seelischen Souveränität und Gefühlsoffenheit verbessern kann und dabei auswählt, welchen unter allen diesen Menschen er sich anvertraut, so daß sich jetzt echte Freundschaften bewähren und vertiefen.)

Alle psychosozialen Probleme von Krebspatienten werden letztlich entscheidend vom Verlauf der Krankheit beeinflußt. Für dauerhaft geheilte Krebspatienten stellt sich eine gewisse, im Vergleich zu früher zwar veränderte, aber trotz bleibender körperlicher Beschwerden leidlich befriedigende Normalität des Lebens her, von dem nicht wenige ehemals Krebskranke sogar berichten, daß sie es „wie zum zweitenmal geboren" dankbarer und seiner Einmaligkeit bewußter empfinden. Bei unheilbaren Krebspatienten spitzen sich die seelischen und zwischenmenschlichen Krisen oft dramatisch zu. Doch viele reifen in einem schmerzlichen Ablösungsprozeß aus ihren individuellen geistig-seelischen Kräften und mit der Beistandstreue der sie umgebenden Menschen dazu heran, ihr Schicksal und das Sterbenmüssen zu akzeptieren – zumeist sogar früher, als die Umwelt es bemerkt oder wahrhaben will.

Nach dieser, freilich fragmentarischen Problembeschreibung will ich nun schildern, wie wir uns in der Sozialarbeit solcher Probleme annehmen.

Kernstück der Krankenhaussozialarbeit ist dabei die persönliche, gesprächstherapeutische (gemeinsam oder getrennt stattfindende) Beratung des Krebspatienten und seiner Familienangehörigen in Kontakten, deren Häufigkeit und inhaltliche Intensität von den Wünschen, Bedürfnissen und dem Vertrauensverhältnis der Ratsuchenden zum Sozialarbeiter bestimmt und in der Regel durch die Dauer des Krankenhausaufenthaltes bzw. der ambulanten Weiterbehandlung im Krankenhaus begrenzt wird. (Nur an Universitätskliniken, die eine regelmäßige Nachuntersuchung von Krebspatienten durchführen, ist mit dieser medizinischen Nachsorge auch eine Langzeitbetreuung durch den Krankenhaussozialarbeiter möglich.) Die Beratung ist demnach zeitlich konzentriert als Kurzkontakt, eine Art „Krisenintervention". Insofern ist der Sozialarbeiter fast immer gezwungen, die im „Hier und Jetzt" jeweils bedrängendsten Probleme zu fokussieren. Diese bemüht er sich einzufühlen und zu verstehen, sodann sie mit dem Patienten bzw. auch seinen Angehörigen in geduldigen methodischen Schritten zu klären, zu erleichtern, wenn möglich sogar zu lösen.

Dabei verfolgt die Sozialarbeit zwei hauptsächliche Ziele:
1. daß der Patient (das gleiche gilt auch für die Angehörigen) alle seine emotionalen Reaktionen in der Krankheit wahrnehmen, äußern, sich dadurch entlasten, verstanden und persönlich wertgeschätzt fühlen kann. Dies verhilft ihm zu größerer Selbstakzeptanz und Einsicht in seine subjektive Realität; es stärkt sein geschwächtes Vertrauen in eigene Kräfte und Fähigkeiten zur Problembewältigung und in seinen unverlierbaren individuellen Wert;
2. daß Patient und Angehörige gefühlsoffener, wechselseitig verständnisvoller und nötigenfalls auch konfliktfähiger in dieser Krisenphase miteinander umgehen, sich aussprechen und konstruktiv mit den schwierigen Veränderungen ihres künftigen gemeinsamen Lebens auseinandersetzen können.

Im letztgenannten Punkt ist bereits das professionelle Spezifikum der Sozialarbeit im Unterschied zu anderen Krankenhausberufsgruppen angesprochen, die mit den aktuellen seelischen Nöten des Kranken und denen seiner Angehörigen ja gleichfalls, zum Teil – nämlich Krankenschwestern oder Ärzte – noch „hautnäher" und beständiger konfrontiert sind. Der Sozialarbeiter hat nämlich darüber hinaus die Aufgabe, aus allem, was er in dieser Akutphase in den Gesprächen und z.T. auch durch anderweitige Informationen von Dritten und „Draußen" über Person, menschliche Beziehungen, soziale Herkunft, Lebensgeschichte und Lebenswelt des Patienten erfährt, vor dem Hintergrund seiner Krankheit und deren Auswirkungen mit dem Patienten und seinen Angehörigen zusammen in die Zukunft zu planen und konkrete Hilfen zur Rehabilitation zu vermitteln.

Dazu zählen hauptsächlich:
1. häusliche Krankenpflege durch die in unserem Lande vorwiegend auf Gemeindeebene organisierten ambulanten Pflegedienste;
2. Anschaffung von erforderlichen Hilfsmitteln, z. B. Prothesen, Stomapflegemittel, Rollstuhl, Sprech- und Absauggerät u. v. m.;
3. Sicherung bzw. Verbesserung der wirtschaftlichen Lage;
4. stationäre Nachsorgemaßnahmen in speziell geeigneten Rehabilitationskliniken;
5. berufliche Wiedereingliederung, Umschulung in einen anderen Beruf oder andernfalls Berentung bei bleibender Invalidität;
6. Unterbringung in Pflegeheimen bei chronischer Pflegebedürftigkeit alleinstehender Patienten;
7. Überweisung an Beratungsdienste des ambulanten Bereichs bei chronifizierter psychosozialer Problematik oder Kontaktanbahnung zu Selbsthilfegruppen von Krebskranken (mit bestimmten Handicaps), z. B. Ileostomie-Kolostomie-Vereinigung, Kehlkopflosenverband, Frauenselbsthilfe nach Krebs (vorwiegend Brustkrebskranke), Elterninitiativen krebskranker Kinder.

Die sozialmedizinischen und pflegerischen Rehabilitationsmaßnahmen in enger Kooperation mit den behandelnden Ärzten und Pflegekräften des Krankenhauses und den dafür zuständigen Institutionen außerhalb für jeden einzelnen Krebspatienten individuell und zeitgerecht anzuleiten, erfordert vom Sozialarbeiter nicht nur fundierte Kenntnisse der rechtlichen und organisatorischen Bedingungen, sondern auch umfangreiche administrative Tätigkeiten. Diese absorbieren vielfach einen unverhältnismäßig hohen Teil seiner Arbeitskraft und -zeit, die ihm dann für noch häufiger notwendige und vertiefende Gespräche mit dem Patienten in der befristeten Dauer seines Krankenhausaufenthaltes fehlt. Diese äußeren Determinanten erschweren unsere Arbeit ebenso wie die Tatsache, daß viele Krebspatienten in der Akutphase der Behandlung von den an ihnen vorgenommenen diagnostischen und therapeutischen Eingriffen, dem Tagesrhythmus des hektischen Stationsbetriebes, ihren körperlichen Beschwerden und seelischen (Schock)Reaktionen zu stark in der Rolle des passiven, oft fügsam depressiven Patienten verhaftet sind, um sich aktiv und realistisch mit den in der Rehabilitationsphase auf sie zukommenden Anpassungsproblemen zu befassen. Um so eher erleichtert es sie, Ratschläge, die der Sozialarbeiter erteilt, Regelungen, die er für sie trifft, einfach anzunehmen.

Die Grenzen, welche die Krankheit „Krebs" mit allen ihren somatopsychischen und sozialen Konsequenzen für den Patienten sowie das Krankenhaus als medizinische Institution mit einem selektiven Handlungsauftrag unseren professionellen Idealvorstellungen einer „emanzipatorischen Sozialarbeit" setzt, zwingt uns als Sozialarbeiter zu pragmatischen Kompromissen:

— Wenn wir Entscheidungen von Patienten, die in ihrer Einsichtsfähigkeit und Urteilskraft aus Angst, Abwehr, Mutlosigkeit oder Erbitterung eingeengt sind, gezielt beeinflussen, anstatt methodisch darauf hinzuwirken, daß sie diese allmählich selbst herausfinden und selbständig treffen können.

- Wenn wir in Gesprächen mit Patienten und ihren Angehörigen beim Aufgreifen aktueller Probleme mögliche, biographisch lange verschleierte familiäre Konflikte bewußt nicht aufdecken, weil die (momentan meistens um Harmonisierung bemühten) Beteiligten jetzt alle ihre Kräfte brauchen, um eine vielleicht nur mehr kurz bemessene Lebensspanne des Krebspatienten gemeinsam durchzustehen.
- Wenn wir also mehr unterstützend und im psychosozialen Sinne palliativ als langfristig persönlichkeits- oder umweltverändernd arbeiten, obwohl sich uns in vielen Fällen doch die Vermutung aufdrängt, daß bestimmte Persönlichkeitsstrukturen, Blockierungen der Kommunikation und Verhaltensweisen den Ausbruch und Verlauf der Krebskrankheit begünstigen.

Eine selbstkritische Einschätzung solcher neuralgischen Punkte in der Sozialarbeit mit Krebspatienten wäre hier noch beliebig fortzusetzen; doch das soll der Überprüfung und Diskussion unter Kollegen überlassen bleiben.

Ich verzichte hier auch auf die Darstellung der Rolle und Position des Sozialarbeiters in der Kooperation mit anderen Berufsgruppen des Krankenhauses, da dies Gegenstand des anschließenden Beitrages ist, zu dem ich resümierend überleiten möchte: Wir haben uns jetzt die vielschichtigen psychosozialen Probleme von Krebspatienten im Prozeß der Behandlung, der Rehabilitation, der Krankheitsprogredienz und die Möglichkeiten helfender Intervention durch Sozialarbeit vergegenwärtigt. Wir können festhalten, daß in einem umfassenden Konzept Supportive Care in Cancer Patients, das dieses Internationale Symposium reflektiert, Sozialarbeit allgemein für Patienten wichtig, für viele sogar persönlich wegbereitend ist. Denn in der Sicht des Sozialarbeiters steht niemals die Frage der Heilung oder Unheilbarkeit im Zentrum, sondern die Frage, wie der krebskranke Patient sein Leben in der Kontinuität von menschlichen und umweltlichen Bezügen, die ihm bisher Sinn und Halt gaben, noch lebens- und liebenswert erfährt – und wir haben den Auftrag, ihn darin zu stärken.

Was immer wir als Sozialarbeiter dabei in persönlicher und beruflicher Anteilnahme an fremden Lebensschicksalen erfahren, widerspiegelt bei uns selbst psychisch die allem Menschlichen wesensmäßig innewohnende Ambivalenz: Es bedrückt – und es tröstet.

Literatur

beim Verfasser

Das prä- und postoperative Aufklärungsgespräch aus pflegerischer Sicht

HILDEGARD SCHMUCKER

Was bedeutet Krebs in unserer Gesellschaft?

Die amerikanische Kulturkritikerin Susan Sonntag hat gezeigt, wie bestimmte Krankheiten, so vor allem Tuberkulose und Krebs, mit bestimmten Vorstellungen verbunden werden, die sich dann auch in sprachlichen Wendungen niederschlagen. So schreibt sie in ihrem Buch „Krankheit als Metapher":
„Zwei Krankheiten sind in spektakulärer und ähnlicher Weise mit Metaphern behaftet: *Tbc* und *Krebs*. Die im letzten Jahrhundert von Tbc und heute von Krebs ausgelösten Phantasien sind Reaktionen auf eine Krankheit, die als unheilbar und launisch gilt. Solange ihre Ursache nicht verstanden wurde und ärztliche Maßnahmen derartig wirkungslos blieben, galt Tbc als heimtückischer, unerbittlicher Diebstahl des Lebens. Heute ist der Krebs an der Reihe, die Krankheit zu sein, die nicht anklopft, bevor sie eintritt. Es ist der Krebs, der die Rolle einer erbarmungslosen, geheimen Invasion übernimmt. Eine Rolle, die er so lange behalten wird, bis seine Ätiologie eines Tages so klar und seine Behandlung so wirksam sein wird, wie es die der Tbc geworden ist."

Die Krankheit Krebs fordert uns nach wie vor mehr heraus als alle vergleichbar schweren Erkrankungen, denn sie wird immer noch gleichgesetzt mit Unheilbarkeit und frühem Tod.

Von diesem Bild, das sich die Gesellschaft macht, lassen sich nicht nur die Patienten, sondern auch wir als Betreuer beeinflussen – d.h., wir müssen lernen, diese Einstellung zu überwinden, denn Krebs bedeutet heute nicht mehr zwangsläufig den Tod des Betroffenen.

Trotzdem lassen sich viele Menschen von dieser Vorstellung leiten. Maxi Wander beschreibt dies sehr bildhaft mit folgenden Worten: „An Krebs zu denken, ist, als wäre man in einem dunklen Zimmer mit einem Mörder eingesperrt. Man weiß nicht, wo und wie, und ob er angreifen wird." Sie gibt damit eine sehr plastische Darstellung der Ängste, die bei der Diagnose Krebs in uns aufsteigen. Die Ungewißheit, ob man wieder gesund wird, krank bleibt oder sogar an der Erkrankung sterben wird, verstärkt die Verunsicherung und macht hilflos.

Mit dieser Belastung kommen die Patienten in die Klinik. Trotz gewisser körperlicher Beschwerden fehlt oftmals das eigentliche Gefühl, überhaupt krank zu sein, da Krankheitsgefühl in unserem Erleben wesentlich durch Schmerzen geprägt wird.

Wir als Pflegende erleben bei Patienten unterschiedliche Kenntnisse bezüglich ihrer Diagnose. Einerseits solche, die mit gesichertem Befund informiert über ihren Krankheitszustand in die Klinik kommen. Sie haben bereits den ersten Schritt der Krankheitsverarbeitung hinter sich. Andererseits erleben wir jene, welche noch auf die Klärung der Diagnose warten. Sie kommen mit einem diffusen Wissen, einer angstvollen Ahnung um die Ernsthaftigkeit ihres Befundes, ins Krankenhaus. Einige aber trifft die ärztliche Überweisung wie ein Blitz aus heiterem Himmel.

Von den kaum erklärbaren intuitiven Vorgängen abgesehen, gründet sich der Verdacht der Patienten oft auf Symptome, die als mögliche Alarmzeichen der Krebserkrankung allgemein bekannt sind (tastbarer Knoten, Blut im Stuhl, Gewichtsverlust etc.). Für diese Kranken ist die Zeit der Diagnostik eine lange Wartezeit und eine zusätzliche Belastung, verbunden mit unendlichen Phantasien.

In dieser Phase ist es von immenser Bedeutung, dem Patienten aktiv zuzuhören, seine Empfindungen aufzunehmen und ihn im Gespräch die persönliche Anteilnahme spüren zu lassen. Manchmal genügt es schon, durch ein Kopfnicken, durch einen Blick oder die Körperhaltung zu signalisieren: Ich bin bereit, dir zuzuhören.

Es bedeutet aber auch, die vielleicht nur verdeckt mitgeteilten Gefühle (wie Angst, Verzweiflung, Wut, Bitterkeit) auszuhalten und zu akzeptieren.

Oberflächliche Beruhigungsversuche („Das wird schon wieder!") lenken nicht davon ab und können die Angst nicht reduzieren.

Oft ist es auch ein Hineinhorchen in den Patienten, da Gefühle nicht immer geäußert werden. In solchen Situationen kann es eine Hilfe sein, die Äußerungen der Patienten in eigenen Worten zu wiederholen. So kann man auf die so oft geäußerte Angst vor der Narkose folgendes antworten:

„Ich merke, der Gedanke an die Narkose läßt Sie gar nicht mehr zur Ruhe kommen."

Und so sieht man, ob der Patient richtig verstanden wurde, und für ihn ist es eine Möglichkeit, die Gefühle und Gedanken noch deutlicher auszudrücken, denn oft ist die Angst vor der Narkose eine Verschiebung der eigentlichen Angst vor der Krankheit.

Wichtig ist dabei der ungehinderte freie Informationsaustausch zwischen Schwester/Arzt und weiteren Therapeuten, denn wir sind für die Patienten Ansprechpartner und haben dadurch Vermittlerfunktion. Ich denke nur an die so oft gestellte Frage: „Schwester, was hat der Arzt vorhin genau gemeint?"

Nehmen wir als Beispiel eine Patientin, die noch nicht aufgeklärt ist und bei der Oberarztvisite mit der Diagnose eines Magenneoplasmas vorgestellt wird. Nach der Visite spricht sie mich an und möchte den Begriff Neoplasma erklärt haben. Diese Nachfrage bringt mich in einen Konflikt. Ich kann einerseits der Patientin den Begriff erklären und werde dann unweigerlich vor der Situation stehen, ihr sagen zu müssen, sie habe Krebs. Damit überschreite ich aber meine Kompetenzen. Andererseits kann ich die Frage abblocken, indem ich ihr sage, ich weiß es nicht. Aber ich darf die Patientin mit ihrer Frage nicht allein lassen, sondern muß ein weiteres Gespräch mit dem Arzt vermitteln.

Sehr belastend wird der Umgang mit Tumorpatienten, wenn die Zusammenarbeit mit den Ärzten nicht gut ist. Wenn Unklarheiten bestehen, wir nicht informiert werden, inwieweit der Patient über seine Erkrankung aufgeklärt ist, so verhindert dies offene Gespräche und die Möglichkeit, eine Vertrauensbasis aufzubauen.

Schwierig ist es auch, wenn Informationen nicht weitergeleitet und Entscheidungen erst sehr spät getroffen werden. Ein praktisches Beispiel ist die Festlegung des Operationstermines, den wir im ungünstigsten Fall erst am Abend vor dem Eingriff mitgeteilt bekommen.

Wenn die Diagnose „bösartiger Tumor" gestellt ist, muß daran gedacht werden, was diese Tatsache für den Betroffenen bedeutet. Das sich Bewußtmachen der Krankheit Krebs wird wesentlich durch die Art der Aufklärung beeinflußt. Es darf unter keinen Umständen nur bei der Mitteilung der Diagnose bleiben, denn die Wahrheit ist ein subjektiver Prozeß, in welchem der Krebskranke nicht nur seine Diagnose verkraften, sondern mit Hilfe der anderen, also Partner, Familie, Freunde, Therapeuten, allmählich die Krise bewältigen muß.

Oft setzt diese Krise erst postoperativ ein, denn in der präoperativen Phase wird vieles noch verdrängt (vielleicht ist es doch kein Krebs, oder vielleicht sind meine Unterlagen verwechselt worden).

Trotzdem bedarf es einer intensiven Zuwendung, Begleitung und sich wiederholender Gespräche. Konkret heißt das darauf achten:

- Wie fühlt sich der Patient vor der Operation?
- Hat er Angst? Wovor genau hat er Angst?
- Spricht er mit Angehörigen darüber?
- Wie wirkt er im Verhalten?
- Ist er mutlos und deprimiert?
- Was macht ihm Hoffnung?

Solche Daten sollten in geeigneter Form notiert werden. Manchmal erleben wir es auch, daß Patienten in dieser Phase kaum Angst vor der Krankheit haben, da sie alle Hoffnungen in die bevorstehende Operation setzen, obwohl es doch sehr belastend ist für die Patienten, wenn die erforderliche Behandlungsmaßnahme in ihrer Radikalität einen Eingriff in die körperlich-seelische Identität darstellt und damit zwangsläufig die Beziehung zur Umwelt verändert.

Das Sichabfinden mit der Unausweichlichkeit einer radikalen Operation geschieht manchmal unter Zeitdruck. Kaum einer hat die Möglichkeit, nach Hause zu gehen, um die Entscheidung zu überdenken. Denn es ist sehr schmerzlich, Körperteile oder Organe zu opfern, die kaum Beschwerden machen oder äußerlich gesund aussehen. Trotz vernünftiger Einsicht bleiben gefühlsmäßige Zweifel.

So befürchtet die mit einer Mastektomie konfrontierte Patientin den Verlust an Fraulichkeit, an Lebenszeit, an Attraktivität und Sexualität.

Entstellung und Ablehnung durch den Partner sind Schreckensgedanken, welche die seelische Stabilität erschüttern und Verarbeitung benötigen.

Eine ähnliche Problematik tritt auf bei der Anlage eines Anus praeter wegen eines Rektumkarzinoms oder bei Tumoren im Kopf oder Halsbereich, wenn durch die Operation physiologische Vorgänge wie Schlucken, Kauen, Mimik und Sprache gestört werden.

Viele Gedanken und Fragen kreisen angstvoll den Patienten im Kopf und führen zu einer starken Anspannung:

- Ist der Krebs noch im Anfangsstadium?
- Wird ein Rest von Tumorzellen zurückbleiben?
- Hoffentlich gelingt die Operation!

Viele Fragen, die erst durch die Operation beantwortet sein werden. Denn trotz der Einwilligung zu dem Eingriff, ist dem Patienten damit keine Gewißheit auf Heilung gegeben.

In der postoperativen Phase können manche Situationen für ein Pflegeteam zur wahren Belastungsprobe werden, wenn von seiten des Arztes zur veränderten Lage des Patienten kein Gespräch geführt wird.

Ich denke dabei an Patienten, die auf eine große Operation vorbereitet (z.B. Operation nach Whipple oder Gastrektomie) und über die Zeit auf der Intensivstation informiert wurden und dann plötzlich am Abend des Operationstages wieder auf Station zurückgebracht werden, weil der geplante Eingriff nicht kurativ durchführbar war.

Mit angstvollen Augen liegen sie in ihrem Bett, und in unserer Hilflosigkeit trauen wir uns oft nicht, ihrem Blick zu begegnen.

Die Ahnung um die Ernsthaftigkeit seiner Erkrankung versetzt den Patienten in Unruhe. Angst und Wut können sich dann in ständigen Nörgeleien äußern. Die Beanstandungen betreffen oftmals das Essen oder einzelne Pflegetätigkeiten und im schlimmsten Fall ein Teammitglied. Ein offenes und klärendes Gespräch kann die Situation entlasten, das ist aber nur mit einem aufgeklärten Patienten möglich. (Dem Patienten verdeutlichen, daß eigentlich der Pfefferminztee nicht zu grün und der schwarze Tee nicht zu schwarz ist, sondern daß er seine Wut über die Krankheit zum Ausdruck bringen will.)

Genauso schwierig gestaltet sich die Situation bei Überraschungsbefunden, wenn sich die Gallensteine als Gallenblasenkarzinom darstellen oder die Struma ein Schilddrüsenkarzinom ist.

Es stellen sich dann für den Arzt folgende Fragen:
– Zu welchem Zeitpunkt soll aufgeklärt werden?
– Am Tage nach der Operation, da der Befund makroskopisch feststeht?
– Oder erst, wenn die Histologie vorliegt?
– Soll der Patient mit Partner oder alleine aufgeklärt werden?
– Oder soll nur der Partner informiert werden?

Diese Fragen, die sich hier dem Arzt stellen, gewinnen auch für die Schwester an Wichtigkeit, denn die Folgen einer schlechten oder falschen oder unterlassenen Aufklärung hat das Pflegepersonal zu tragen. Sehr schnell registrieren die Patienten die unbewußt veränderte Haltung des Pflegepersonals und haben dann das Gefühl, gemieden zu werden. Mißtrauen entsteht erst recht, wenn der Arzt bei der Visite um ein Gespräch mit dem Partner bittet. Sobald der Patient das „Warum" dieser Bitte hinterfragt, wird einem doch die eigene Hilflosigkeit bewußt, denn diese Informationstaktik ist bereits der erste Schritt zu einer gestörten Kommunikation.

Die rein sachliche Information eines Krebskranken ist nur ein Teilstück dessen, was unter Kommunikation (= Gespräch) zu verstehen ist.
Auch die Aufklärung hat ihre Grenzen.
Wieviel davon kann der Patient verstehen?
Wieviel behalten?
Was kann mißverständlich sein?

Hier stellt gerade der ausländische Patient ein Problem dar. Um diese Fragen abfangen zu können und um die Pflege und seelische Führung in dieser Zeit zu erleichtern, sollte eine Pflegeperson beim Aufklärungsgespräch mit anwesend sein. Dadurch entsteht kein Informationsdefizit zwischen Patient und Pflegenden, und das Gespräch kann immer wieder aufgegriffen werden.

Denn die Erfahrung zeigt, daß auch aufgeklärte Patienten nicht genau über ihre Situation Bescheid wissen. Der Schock der Diagnose hat sie vieles wieder vergessen lassen, und aus Angst oder Befangenheit fragen sie nicht noch einmal den Arzt. Sie signalisieren uns ihr Unwissen und ihre Fragen. Für den Patient ist es von großer Wichtigkeit, einfach nachfragen zu können.

Wie oft sagen wir, Wissen ist Macht; deshalb sind auch für den Krebspatienten ehrliche und verständliche Informationen wichtig.

Zum Abschluß möchte ich noch kurz auf unsere eigene Situation eingehen, denn die Bereitschaft, sich auf den Patienten und seine Probleme einzustellen und einzulassen, ist nicht immer mit gleicher Intensität möglich. Sympathie, Antipathie, die eigene Belastbarkeit und das persönliche Befinden spielen hierbei eine große Rolle. Und so ist für die Arbeit am Krankenbett eigentlich ein offenes Team notwendig, das bereit ist, die persönlichen Höhen und Tiefen des einzelnen zu tolerieren, aufzufangen und die Möglichkeit bietet, sich mitzuteilen, um Kraft durch Aussprache und Zuspruch zu tanken.

Beenden möchte ich meine Ausführungen mit einem Vers von Margot Bickel:

> Mitunter sind es die Folgen
> der Unwahrheit
> die uns auf den Weg
> der Wahrhaftigkeit
> zwingen
> denn
> nur die Wahrheit
> befreit.

Methoden der Medikamentenverabreichung mittels tragbarer Pumpen bei ambulanten Patienten

Helen Gall

Die Ansprechrate von metastasierenden Krebskrankheiten sind höher, wenn Chemotherapie kontinuierlich über eine lange Zeitperiode infundiert wird. Dies beruht darauf, daß die Tumorzellen langfristig und kontinuierlich der Chemotherapie ausgesetzt sind, was zur Regression der Zellen führen kann.

Aus diesem Grund wird langfristige und kontinuierliche intravenöse und intraarterielle Chemotherapie bei speziellen Patientengruppen angewendet. Dies trifft besonders bei Patienten mit Lebermetastasen von einem Kolontumor zu, die erhöhte Konzentrationen von Medikamenten regional über die Leberarterie infundiert erhalten. Die systemische Toxizität ist vermindert, weil das Medikament im zirkulierenden Blut verdünnt wird, nachdem es die Leber passiert hat. Patienten mit Tumoren im Hals-Nasen-Ohrenbereich, die kontinuierliche intravenöse Chemotherapie erhalten, haben eine höhere Ansprechrate mit weniger systemischer Toxizität [1].

Routinemethoden für Patienten, die eine intensive Chemotherapie erhalten, erfordern oft häufige Hospitalisationen, da ein Teil der Medikamente über große elektrische Pumpen infundiert werden. Diese Pumpen garantieren eine konstante und kontinuierliche Verabreichung der Chemotherapie. Unglücklicherweise wird damit eine ambulante Behandlung oft unmöglich.

Wir untersuchten, ob die Verabreichung von 5-Fluorouracil (5-FU) als kontinuierliche Infusion, entweder intravenös oder intraarteriell, mit Hilfe des „Infusors" durchführbar ist. Dieses leichte Einweg-Medikamentenverabreichungssystem hat eine Medikamentenkammer, d.h. ein Ballondruckreservoir als Energiequelle, welche Druck ausübt. Eine konstante Durchflußrate wird erreicht durch einen kapillären Ausgangsschlauch, der als Widerstand gegen den Ballondruck wirkt. Die totale Kapazität des Infusors beträgt 60 ml. Hiervon sind 48 ml bestimmt, das Medikament während 24 Stunden kontinuierlich zu verabreichen (2 ml/Stunde) und 12 ml (± 6 Stunden) dienen als Reserve für den Fall, daß der Patient versäumt, rechtzeitig eine neue Portion einzufüllen. Die Durchflußrate für den intraarteriellen Gebrauch war nicht angegeben. Der „Infusor" ist ein sinnvolles Hilfsmittel für die kontinuierliche Verabreichung von Medikamenten, in kleinen Mengen, über 24 h.

Die meisten unserer Patienten hatten bereits einen Chemotherapiekurs mit der konventionellen Verabreichungsart erhalten. Nach Demonstration und Instruktion des „Infusors" an Patient und Familie waren die meisten Patienten gespannt, diese neue Methode auszuprobieren, besonders weil sie ihnen mehr Bewegungsfreiheit versprach. Die ersten 3 Patienten, die kontinuierlich 5-FU via eine perkutane Infusion erhielten, entwickelten eine Phlebitis, möglicherweise infolge der hohen Konzentration des Medikamentes. Allen folgenden Patienten, die eine intravenöse oder

Tabelle 1. Patienten mit Tumoren im Hals-Nasen-Ohrenbereich[a] und kolorektalen Tumoren mit Lebermetastasen[b]

Anzahl Patienten	Verabreichungsweg	Alter [Mittelw./Bandbreite (Median)]	Total Anzahl Kurse	Total Anzahl Infusoren:	
				Spital	Zuhause
7	I.V.	49 (42–64)	11	12	21
3	I.A.	55 (34–65)	13	48	7

[a] Intravenöse kontinuierliche Infusion von 5-Fluorouracil 1000 mg/m^2 KOF pro Tag an 3 Tagen
[b] Intraarterielle kontinuierliche Infusion von 5-Fluorouracil 1000 mg/m^2 KOF pro Tag an 5 Tagen

intraarterielle Therapie erhielten, wurde diese via einem totalimplantierbaren Medikamentenreservoir (Port-a-Cath) verabreicht.

Derzeit haben 7 Patienten während total 33 Tagen 5-FU intravenös erhalten (1000 mg/m^2 KOF pro Tag an 3 Tagen pro Kurs). Von diesen 33 Tagen wurden die Medikamente an 21 Tagen ambulant verabreicht. Drei Patienten erhielten an total 55 Tagen 5-FU intraarteriell (1000 mg/m^2 KOF pro Tag an 5 Tagen pro Kurs). Davon war an 7 Tagen die Therapieführung ambulant (Tabelle 1). Die Patienten kamen mit dem „Infusor" sehr gut zurecht, und es gab keine technischen Probleme.

Die Verantwortlichkeit der Krankenschwester umfaßte:
a) Erklärung des Infusors und dessen Funktionieren.
b) Instruktion des Patienten in bezug auf die richtige Position des Infusors. Er sollte auf der Haut getragen in der Axilla positioniert werden, um eine optimale Temperatur für eine regelmäßige Durchflußrate zu gewähren.
c) Auswechseln des Infusors nach jeder 24-h-Periode (Infusor wird in der Apotheke gefüllt).
d) Kontrollieren, ob der Infusor funktioniert.
e) Ermuntern des Patienten, ambulant zu bleiben.
f) Rückgabe gebrauchter Infusoren an die Apotheke, um die verabreichte Medikamentenmenge zu kontrollieren.

Dieser letzte Punkt war sehr wichtig für diese Studie, um die aktuelle Durchflußrate des Infusors festzuhalten. Bei intravenöser Verabreichung war die mittlere Flußrate 1,79 ml pro Stunde, mit einem Bereich von 1,5–2,00 ml pro Stunde. Bei intraarterieller Verabreichung war die mittlere Flußrate 1,40 ml pro Stunde, mit einem Bereich von 1,05–1,70 ml pro Stunde (Tabelle 2).

Die Patienten freuten sich über die Tatsache, daß sie ungestört umhergehen konnten und manchmal die Therapie auf poliklinischer Basis erhalten konnten. Das System ist nicht ideal, weil die Patienten nicht die optimale Medikamentendosis erhielten. Auch die Frage der Kosten muß berücksichtigt werden. Dennoch ist für eine Gruppe von Patienten, bei denen die Dosis etwas modifiziert werden kann, diese Methode der Verabreichung leicht durchführbar.

Tabelle 2. Infusor-Durchflußraten in ml/Stunde (Anzahl = 88)

Verabreichungs-weg	Mittelwert (Median)	Bandbreite
Intravenös	1,79	1,59–2,00
Intraarteriell	1,40	1,05–1,70

Kürzlich probierten wir die Pharmacia Deltec Infusionspumpe aus, eine kleine batterieangetriebene Pumpe, mit welcher Chemotherapie kontinuierlich intravenös oder intraarteriell verabreicht werden kann. Diese elektronische Pumpe ist leicht zu programmieren und hat ein eingebautes Blockiersystem, so daß der Patient nicht in der Lage ist, die Flußrate zu verändern. Diese kann von 1–299 ml pro 24 h variieren.

Die gewünschte Menge und richtige Konzentration des benötigten Medikaments wird in eine Einweg-Kassette injiziert. Diese Einweg-Kassetten sind in 50 und 100 ml Volumen erhältlich. Weil diese Pumpen elektronisch gesteuert sind, ist die Verabreichung des Medikamentes pro Zeiteinheit sehr genau, auch wenn relativ kleine Mengen verabreicht werden. Die Kassetten können auch länger als 24 h in Gebrauch bleiben.

Die Verantwortlichkeiten der Krankenschwester bei diesem System sind ähnlich wie beim Infusor und beinhalten:

a) Dem Patienten und seiner Familie die nötigen Informationen über die Pumpe geben und erklären, wie die Chemotherapie verabreicht wird.
b) Abklären, ob der Patient fähig ist, mit der Pumpe umzugehen, im Spital und später in der Heimpflegesituation.
c) Wechseln der Kassetten, welche jeweils in der Apotheke eingefüllt werden.
d) Prüfen, ob die Pumpe funktioniert, und ob die Batterie geladen ist.
e) Zurückbringen von gebrauchten Kassetten zur Apotheke, um die Restmenge des Medikaments zu bestimmen. Dies erfolgt, um die Genauigkeit der Pumpe zu prüfen.
f) Den Patienten ermuntern, ambulant zu bleiben.
g) Komplikationen registrieren und den Arzt über diese informieren.

Derzeit hat 1 Patient eine intravenöse Therapie (2 Kurse), und 6 Patienten haben eine intraarterielle Therapie von total 24 Kursen via diese Pumpe erhalten.

Die Patienten schätzen es besonders, frei herumgehen zu können und diejenigen, die dabei ambulant bleiben, freuen sich natürlich auch über die Möglichkeit des Zuhauseseins. Bis heute hatten wir keinerlei Probleme mit diesen Pumpen.

Als Resultat der modernen Technologie sind Patienten heute in der Lage, auch kompliziertere chemotherapeutische Behandlungen via tragbare Pumpen zu erhalten, welche die Möglichkeit zur ambulanten Behandlung eröffnen. Die Möglichkeit, eine bestimmte Behandlung in der Heimpflegesituation zu erhalten, ist heute eine Realität für eine kleine Patientengruppe in Holland. Dies bedeutet, daß mehr Patienten davon profitieren können, während der Chemotherapie einen mehr oder weniger normalen Lebensstil zu führen und daß sie selber intensiver an der Behandlung beteiligt sind.

Literatur

1. Kish J, Ensley J, Weaver A, et al (1984) Randomised trial of 96 hour 5-fluouracil (5-FU) infusion vs 5-FU bolus combined with cisplatinum (CACP) for recurrent and advanced head and neck cancer (HNC). In: Vidockler HR (ed) Proceedings of the International Conference on Head and Neck Cancer. Lancaster Press, Baltimore MD, p 109

Wann ist der Einsatz der Skalphypothermie wirklich sinnvoll?

Josy Kiser

Haarverlust ist eine häufige Nebenwirkung der medikamentösen Tumortherapie. Verschiedene Zytostatika wie Adriamycin, Cyclophosphamid, Etoposid und die Vincaalkaloide führen zu schwerem Haarausfall. Für viele Patienten bedeutet der chemotherapiebedingte Haarverlust eine schwerwiegende Beeinträchtigung ihres Selbstwertgefühls.

Das Anthrazyklin-Antibiotikum Adriamycin wird in der Behandlung maligner Tumoren häufig und erfolgreich eingesetzt. Bei intermittierender Verabreichung in höheren Dosen führt dieses Zytostatikum bei praktisch allen Patienten zu einem vollständigen Haarverlust. Seit anfangs der 70er Jahre wurden zahlreiche Versuche unternommen, während der Behandlung mit Adriamycin die Blutversorgung der behaarten Kopfhaut zu vermindern und so den Haarverlust zu vermeiden. Verschiedene Systeme wie Kaltlufthelme [12], Kryogelbeutel [1, 5, 10, 11], Thermozirkulatoren [9], Eisbeutel [2, 3, 7], Beutel mit chemisch-endothermischer Reaktion [4] sowie Skalptourniquets [13] wurden geprüft. Die durch diese Maßnahmen erreichte Minderdurchblutung der Kopfhaut sowie die Verminderung der zellulären Aufnahme von Zytostatika durch Unterkühlung schützen die empfindlichen Haarfollikelzellen vorübergehend vor einer Einwirkung der Zytostatika.

In der vorliegenden Arbeit berichten wir über unsere Erfahrungen mit der Kryogelhaube zur Verhinderung des Haarausfalls bei einer adriamycinhaltigen Chemotherapie.

Patientengut und Methodik

Vom Oktober 1979 bis Oktober 1986 haben wir bei 188 Frauen und 93 Männern eine Skalphypothermie durchgeführt. Alle Patienten wurden mit einer Adriamycin enthaltenden Chemotherapie behandelt. Das mittlere Alter betrug 49 Jahre (16–77 Jahre). 58 Patienten litten an malignen Lymphomen, 4 Patienten an Leukämien, 5 Patienten an einem Plasmozytom und 214 Patienten an soliden Tumoren. Die Patienten befanden sich in der Regel in einem ordentlichen Allgemeinzustand (mittlerer Aktivitätsindex 1).

Die Kopfhaut der Patienten wurde durch Auflegen eines auf $-13°C$ abgekühlten, speziell der Kopfform angepaßten Gelbeutels unterkühlt. Die Ohren, Stirn- und Nackenpartien der Patienten wurden durch weiche Papiertüchlein vor Kälte geschützt. Zwei Schwestern befestigten den Gelbeutel anfangs mit einer 8 cm breiten Klebebandage turbanartig auf dem Kopf. Später benutzten wir zur Fixation die heute auf dem Markt erhältliche Hypotherm-Haube (Firma Hospipharm, in der

Schweiz vertrieben durch die Verbandstoff-Fabrik Schaffhausen). Die Patienten entspannten sich in halbliegender Stellung und behielten die Haube 10 min vor, während und 30 min nach der intravenösen Injektion der Zytostatika auf dem Kopf. Messungen der Universität Marburg ergaben, daß die Temperatur der Kopfhaut innerhalb von 10 min auf ca. 18°C absank. Die totale Zeit der Hypothermie betrug 45–50 min. Alle Zytostatika mit Ausnahme von Cis-Platinum wurden direkt intravenös verabreicht. Letzteres wurde über 20 min infundiert.

Vor jedem Therapiezyklus wurde der Erfolg der Kopfhautunterkühlung vom Patienten selbst, vom behandelnden Arzt und von der Schwester bewertet und als positiv erachtet, wenn der Patient keine Perücke benötigte und der Haarverlust weniger als 50% des ursprünglichen Haarvolumens betrug. Alle Patienten wurden im Anschluß an die letzte Zytostatika-Injektion noch während 4 Wochen beobachtet.

Resultate

Bei 281 Patienten wurde die Kopfhaut während einer zytostatischen Behandlung mit Adriamycin allein oder in Kombination mit anderen Zytostatika (Cyclophosphamid, Thio-Tepa, Dibromodulcitol, Mitomycin-C, 5-Fluorouracil, Etoposid, Vincaalkaloiden, Cis-Platinum) unterkühlt.

Insgesamt konnte der Haarausfall bei 171 von 281 Patienten (61%) verhindert werden (Tabelle 1). Die Haarausfallprophylaxe war bei 96 von 188 Frauen (51%) und bei 75 von 93 Männern (81%) erfolgreich. Diese Differenz ist statistisch hoch signifikant ($p < 0,001$). Bei 70 von 123 Patienten im Alter unter 50 Jahren (65%) konnte der Haarausfall durch die Kopfhautunterkühlung vermieden werden, im Vergleich zu 101 von 158 Patienten im Alter über 50 Jahren (64%).

Der Erfolg des Alopezieschutzes in Abhängigkeit von der Adriamycindosis ist aus Tabelle 2 zu ersehen. Bei Adriamycin-Einzeldosen ≤ 50 mg profitierten 103 von

Tabelle 1. Skalphypothermie zur Verhütung des zytostatika-bedingten Haarausfalls (Erfolgsrate in Abhängigkeit des Geschlechts)

	(n)	Erfolg	(%)	p-Wert
Frauen	188	96	(51)	< 0,001
Männer	93	75	(81)	
Total	281	171	(61)	

Tabelle 2. Skalphypothermie zur Verhütung des zytostatika-bedingten Haarausfalls (Erfolgsrate in Abhängigkeit von ADM-Dosis)

	(n)	Erfolg	(%)	p-Wert
ADM				
≤ 50 mg	141	103	(73)	< 0,001
> 50 mg	140	68	(48)	
≥ 70 mg	91	41	(45)	

Tabelle 3. Skalphypothermie zur Verhütung des zytostatika-bedingten Haarausfalls [ADM-Kombination + Cyclophosphamid (CTX)]

	(n)	Erfolg	(%)	p-Wert
ADM allein	22	12	(55)	>0,05
ADM in Kombination	259	159	(61)	
– mit CTX, I.V. <1000 mg	37	20	(54)	
– mit CTX, I.V. ≥1000 mg	39	16	(41)	
– mit CTX, P.O. <1000 mg/Woche	17	9	(53)	<0,001
– mit CTX, P.O. ≥1000 mg/Woche	32	14	(44)	
– ohne CTX, andere Zytostatika	134	100	(75)	

Tabelle 4. Skalphypothermie zur Verhütung des zytostatika-bedingten Haarausfalls (Erfolgsrate in Abhängigkeit von der Leberfunktion)

	(n)	Erfolg	(%)
Lebermetastasen	71	39	(55)
Leberfunktionstest abnorm <3 × erhöht	107	62	(58)
Leberfunktionstest abnorm ≥3 × erhöht	51	31	(60)
Kein Leberbefall	210	132	(63)

141 Patienten (73%) von der Kopfhautunterkühlung, in der Gruppe mit Adriamycin-Einzeldosen >50 mg nur noch 68 von 140 Patienten (48%) ($p<0,001$). 41 von 91 Patienten (45%), die Adriamycin-Einzeldosen ≥70 mg erhielten, verloren ihre Haare nicht.

12 von 22 Patienten (55%), die eine Monotherapie mit Adriamycin erhielten, verloren ihre Haare nicht (Tabelle 3). 134 Patienten wurden mit einer Adriamycin-Kombinationstherapie ohne Cyclophosphamid behandelt; 100 von diesen 134 erwähnten Patienten konnten ihre Haare behalten (75%), verglichen mit 59 von 125 Patienten, welche eine cyclophosphamid-haltige Adriamycinkombination erhielten (47%) ($p<0,001$). Lag die Cyclophosphamiddosis in der Adriamycinkombination ≤600 mg, so wurden 16 von 28 Patienten (57%) vor Haarausfall geschützt. Wurden höhere Cyclophosphamiddosen verabreicht (>600 mg), so betrug die Erfolgsrate 44% (43 von 97 Patienten) ($p>0,10$).

109 von 174 Patienten mit normalen Leberfunktionstesten (62%) profitierten von der Kopfhautunterkühlung (Tabelle 4). Im Vergleich dazu konnte bei 62 von 107 Patienten mit abnormen Leberfunktionsproben der Haarverlust vermieden werden (62%). Auch das Fehlen oder Vorliegen von Lebermetastasen beeinflußte die Wirkung der Haarausfallprophylaxe nicht signifikant. 132 von 210 Patienten ohne Lebermetastasen profitierten von der Kopfhautunterkühlung (63%), verglichen mit 39 von 71 Patienten mit einem hepatischen Befall (55%) ($p>0,10$).

Die Wirkung der Haarausfallsprophylaxe in Abhängigkeit vom Allgemeinzustand ist in Tabelle 5 zusammengestellt. Während nur 40 von 78 teilweise oder ganz bettlägerigen Patienten (51%) von der Verhütungsmaßnahme profitierten, waren es

Tabelle 5. Skalphypothermie zur Verhütung des zytostatika-bedingten Haarausfalls (Erfolgsrate in Abhängigkeit vom Allgemeinzustand)

Allgemeinzustand	Anzahl erfolgreich behandelte Pat. / Anzahl behandelte Pat.	
Normale Aktivität (Aktivitätsindex 0)	55/ 89	(62%)
Ambulant, aber mit Krankheitssymptomen (Aktivitätsindex 1)	76/114	(67%) $p<0,05$
Bettlägerig, unter bzw. über 50% des Tages (Aktivitätsindex 2–4)	40/ 78	(51%)

bei fehlenden oder nur geringen Krankheitssymptomen 131 von 203 Patienten (65%) ($p<0,05$). 117 von 171 Patienten (68%), bei denen der Haarverlust vermieden werden konnte, erhielten 4 oder mehr Adriamycin-Injektionen. Die mittlere Adriamycin-Einzeldosis betrug 60 mg, die mittlere kumulative Adriamycindosis 260 mg. Im Mittel wurden Patienten, bei denen der Haarausfall vermieden werden konnte, während 192 Tagen (27–912 Tage) behandelt. Im Gegensatz dazu wurde die Kopfhautunterkühlung bei erfolglos behandelten Patienten im Mittel nach 49 Tagen abgebrochen (18–339 Tage). Bei 54 Patienten, die lediglich 2 oder 3 Adriamycin-Injektionen erhalten hatten, ohne die Haare zu verlieren, mußte die Kopfhautunterkühlung aus folgenden Gründen abgebrochen werden: 1 Patient verweigerte die weitere zytostatische Therapie mit Adriamycin, 1 Patient die weitere Kopfhautunterkühlung aus Zeitgründen, bei 45 Patienten wurde die Kopfhautunterkühlung wegen Tumorprogredienz und Therapiewechsel abgebrochen, bei 2 Patienten wegen Verlegung in ein anderes Spital, bei 2 Patienten wegen Angstzuständen und bei 3 älteren Patienten wegen Kopfschmerzen im Anschluß an die Skalphypothermie. In der Regel war die Unterkühlung der Kopfhaut gut verträglich. Lediglich bei 6 von 281 Patienten (2%) mußte die Kopfhautunterkühlung wegen Nebenwirkungen abgebrochen werden (nebst den 5 bereits erwähnten Patienten litt ein weiterer, erfolglos behandelter Patient unter Kopfschmerzen). Bei einer Patientin mit einem metastasierenden Mammakarzinom traten Metastasen im unterkühlten Bereich der Kopfhaut im Rahmen einer allgemeinen Tumorprogredienz auf.

Diskussion

In der vorliegenden Untersuchung konnte der Haarausfall bei 61% von 281 mit einer adriamycin-haltigen Chemotherapie behandelten Patienten erfolgreich verhütet werden. Diese Ergebnisse sind vergleichbar mit den ursprünglich von Dean et al. [4] mitgeteilten Resultaten (Erfolgsrate von 61%), liegen aber unter den von Hunt et al. berichteten Ergebnissen (Erfolgsrate von 71%) [1, 10]. Die Ergebnisse der verschiedenen Arbeiten sind schwierig zu vergleichen, da das Krankengut, die Chemotherapie und die methodischen Faktoren nicht vergleichbar sind.

In unserem Krankengut war die Schutzwirkung der Kopfhautunterkühlung bei Männern signifikant besser als bei Frauen (Erfolgsrate von 81% versus 51%, $p<0,001$).

In den in der Literatur mitgeteilten Ergebnissen fehlen entsprechende Vergleiche, da in der Regel in anderen Arbeiten nur wenige Männer in die Untersuchung einbezogen wurden. In unserer früheren Auswertung beeinflußt die Länge des Kopfhaares die Erfolgsrate der Kopfhautunterkühlung nicht [6]. Möglicherweise spielen andere Faktoren (Hormone) eine Rolle.

In unserer Untersuchung war der Erfolg der Haarausfallsprophylaxe klar von der Adriamycindosis abhängig. Patienten mit höheren Dosen von Adriamycin (>50 mg) profitieren weniger als Patienten mit kleineren Adriamycin-Einzeldosen. Diese Beobachtung wird durch die Resultate anderer Untersuchungen bestätigt [1, 3]. Wurde zusammen mit Adriamycin auch Cyclophosphamid verabreicht, so waren die Resultate schlechter (bei Adriamycin/Cyclophosphamid-Kombinationen Erfolgsrate von 47%, bei Adriamycin-Kombinationen ohne Cyclophosphamid Erfolgsrate von 75%). Belpomme et al. berichteten wohl über eine gute Wirkung der Kopfhauthypothermie auch bei cyclophosphamid-haltigen Chemotherapien, wiesen aber in der Diskussion darauf hin, daß Dosen von 600 mg/m^2 KOF Cyclophosphamid nicht überschritten werden sollten, um den Erfolg dieser Maßnahme nicht zu gefährden [2]. In unserem Krankengut ergab sich aber keine signifikante Differenz zwischen Patienten, die >600 mg bzw. ≤ 600 mg Cyclophosphamid in der Adriamycin-Kombination erhielten (Erfolgsrate von 44% versus 57%, $p>0{,}10$).

In einer ersten Auswertung unseres Krankengutes [6] wiesen wir auf die Abhängigkeit der Erfolgsrate von der Leberfunktion hin. In der vorliegenden, nun erweiterten Serie von 281 Patienten konnte dieser erste Eindruck nicht mehr bestätigt werden. Diese Beobachtung steht im Gegensatz zu anderen Untersuchungen an kleineren Patientenzahlen, welche eine klare Abhängigkeit der Wirkung der Skalphypothermie von der Leberfunktion postulieren [10].

Die Kopfhautunterkühlung wurde von unseren Patienten in der Regel gut vertragen, und nur bei 2% der Patienten mußte diese wegen Nebenwirkungen abgebrochen werden. Auch andere Untersucher berichteten über die in der Regel sehr gute Verträglichkeit dieser Maßnahme [1, 10]. Die bei einer unserer Patientinnen beobachtete Tumorprogredienz mit neuen Metastasen im Bereich der unterkühlten Kopfhaut erinnert daran, daß die Kühlung zu einer Vasokonstriktion mit konsekutiver regionaler Inaktivität der Zytostatika führt. Auch Witman berichtete über das Auftreten neuer Tumormanifestationen im Bereich der unterkühlten Kopfhaut bei einer Patientin mit Mycosis fungoides [13]. Die Skalphypothermie sollte deshalb in kurativen Situationen, bei Patienten mit Leukämien, malignen Lymphomen und bei häufig in die Kopfhaut metastasierenden Tumoren bzw. beim Vorhandensein von Kopfhautmetastasen nicht durchgeführt werden. Die Kopfhautunterkühlung ist zudem kontraindiziert bei Tumoren, die ihre Blutversorgung über Arterien des unterkühlten Bezirkes beziehen.

Zusammenfassend ist die Haarausfallsprophylaxe mittels Kopfhautunterkühlung eine sinnvolle Supportivmaßnahme beim Einsatz von adriamycin-haltigen Chemotherapien. Dadurch kann in etwa 60% aller Patienten der Haarverlust vermieden werden. Die Indikation zur Kopfhautkühlung muß durch den Arzt gestellt werden. Die Vorteile dieser Maßnahme (Akzeptieren einer wirksamen Zytostatikatherapie und Verbesserung der Lebensqualität) müssen gegenüber den Nachteilen (Zeit- und Kostenaufwand, Nebenwirkungen, Gefahr der Tumorprogredienz im unterkühlten Bereich) sorgfältig abgewogen und mit dem Patienten diskutiert werden.

Danksagung: Wir danken Frau R. REIST für die sorgfältigen Sekretariatsarbeiten.

Literatur

1. Anderson JE, Hunt JM, Smith IE (1981) Prevention of doxorubicin-induced alopecia by scalp cooling in patients with advanced breast cancer. Br Med J 282:423–424
2. Belpomme D, Mignot L, Grandjean M, Pujade-Lauraine E (1982) Préventation de l'alopécie des chimiothérapies anticancéreuses par hypothermie du cuir chevelu. Nouv Presse Med 11:929–931
3. Dean JC, Salmon SE, Griffith KS (1979) Prevention of doxorubicin-induced hair loss with scalp hypothermia. N Engl J Med 301:1427–1429
4. Dean JC, Salmon SE, Griffith KS, Cetas TC, Mackel C (1981) Scalp hypothermia: A comparison of ice packs and Kold Kap in the prevention of adriamycin (ADR) induced alopecia. Proc ASCO 22:415
5. Edelstyn GA, MacDonald M, MacRae KD (1977) Doxorubicin-induced hair loss and possible modification by scalp cooling. Lancet II:253–254
6. Goldhirsch A, Kiser J, Brunner KW (1982) Verhinderung des zytostatikabedingten Haarausfalles durch Hypothermie der behaarten Kopfhaut mittels einer Kühlklappe. Schweiz Med Wochenschr 112:568–571
7. Grandjean M, Belpomme D, Pujade LE, Marty M, Boiron M (1980) Prevention of drug-induced alopecia in cancer patients. Cancer Chemother Pharmacol 5:22
8. Gregory RP, Cooke T, Middleton J (1982) Prevention of doxorubicin-induced alopecia by scalp hypothermia: Relation to degree of cooling. Br Med J 284:1674
9. Guy R, Parker H, Shah S, Geddes D (1982) Scalp cooling by thermocirculator. Lancet I:78
10. Hunt JM, Anderson JE, Smith IE (1982) Scalp hypothermia to prevent adriamycin-induced hair loss. Cancer Nurs 5:25–31
11. Kiser J, Jungi E, Salchli S (1982) Kopfhautkühlung zur Verhütung des zytostatika-bedingten Haarausfalles. Z Krankenpflege SBK 12:29–32
12. Luce JK, Raffetto TJ, Crisp MJ, Grief GC (1973) Prevention of alopecia by scalp cooling of patients receiving adriamycin. Cancer Chemother Rep 57:108–109
13. Pesce A, Cassuto JP, Joyner MV, DuJardin P, Audoly P (1978) Scalp tourniquet in the prevention of chemotherapy-induced alopecia. N Engl J Med 298:1204–1205
14. Witman G, Cadman E, Chen M (1981) Misuse of scalp hypothermia. Cancer Treat Rep 65:507–508

Schätzen Krebspatienten implantierbare, venöse Dauerkathetersysteme?

IRÈNE BACHMANN-METTLER

Für viele Tumorpatienten und für viele Krankenschwestern kann eine Blutentnahme, eine zytostatische Therapie oder das Einlegen eines peripheren intravenösen Katheters zum Alptraum werden. Zu Beginn einer zytostatischen Therapie sind die Venen der Patienten meist in einem guten Zustand und die Punktion kann problemlos durchgeführt werden. Wenn man aber an die vielen Patienten denkt, die eine längerfristige intensive Chemotherapie benötigen, denkt man unweigerlich an die frustrierenden Situationen, in denen es nicht mehr möglich war, eine Venenpunktion ohne mehrmaligen Versuch durchzuführen. Tumorpatienten leiden ganz besonders unter dieser schwierigen Situation. Oftmals steht nicht die Angst vor der eigentlichen Chemotherapie und deren Nebenwirkungen im Vordergrund, sondern die Ungewißheit, ob die Schwester sofort eine geeignete Vene finden wird oder ob ein schmerzhaftes mehrmaliges Punktieren nötig wird. Patienten werden nach einer gewissen Zeit der Behandlung oft sensibler und schmerzempfindlicher bei Punktionen. Für sie ist ein implantierbares venöses Kathetersystem die ideale Lösung der belastenden Venenprobleme (Abb. 1).

Seit mehreren Jahren ist nun das vollständig implantierbare venöse Kathetersystem bekannt und wird als bewährte Supportivmaßnahme bei der Behandlung maligner Tumoren und verschiedener Leukämieformen angewendet.

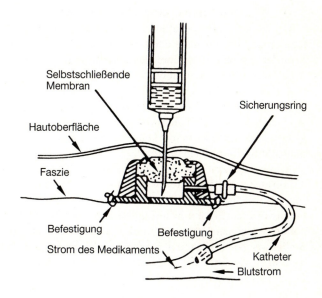

Abb. 1. Port-A-Cath-System

Unterstützende Pflege bei Krebspatienten
Herausgegeben von A. Glaus und H.-J. Senn
© Springer-Verlag Berlin Heidelberg 1988

Heute gelten folgende *Indikationen* für die Implantation eines venösen Dauerkathetersystems:

- Schlechte Venenverhältnisse zu Beginn einer längerfristigen, intravenösen zytostatischen Behandlung.
- Fortsetzung einer zytostatischen Behandlung bei sklerosierten peripheren Venen.
- Parenterale Ernährung über Monate, z.B. Resorptionsstörungen bei M. Crohn.
- Mehrtägige, ambulante, 24stündige Zytostatikainfusionstherapie mittels einer transportablen Pumpe.
- Zu Beginn einer intensiven langfristigen Zytostatikatherapie mit Einsatz von Antibiotikatherapien und Verabreichung von Blutprodukten.

Gerade diese letztgenannte Indikation, nämlich die Implantation des Dauerkathetersystems zur Behandlung von Patienten mit akuten myeloischen und akuten lymphatischen Leukämien, hat sich in den vergangenen Jahren besonders bewährt. Trotz anfänglicher Skepsis und verständlicher Zurückhaltung ein Kathetersystem bei diesen stark infektgefährdeten Leukämiepatienten zu implantieren, konnten wir die Erfahrung machen, daß bei einer korrekten Handhabung des Systems diese Patienten nicht vermehrt Lokalinfektionen aufwiesen als andere.

In der Zwischenzeit wurde an unserer Klinik bei über 30 Leukämiepatienten dieses System implantiert. 1 Patient hatte nachweisbar eine lokale Infektion des Systems, so daß es entfernt werden mußte. Die anderen Patienten profitieren insbesondere von diesem Dauerkathetersystem, da alle zytostatischen Medikamente sowie kombinierte Antibiotikatherapien, die Antiemetikatherapie, verschiedene Blutprodukte und weitere benötigte Medikamente durch das System infundiert werden können. Eine besondere Hilfe bedeutet das System für die meist täglich benötigten Blutuntersuchungen bei diesen Patienten.

Als dieses neue System bekannt wurde, standen vor allem Probleme mit der Technik und des Umgangs damit im Vordergrund. Doch diese anfänglichen Schwierigkeiten wurden mit dem häufigeren Gebrauch des Systems behoben. Das Pflegepersonal kann heute mit fachlicher Sicherheit und Erfahrung Komplikationen wie z.B. Verstopfung des Katheters, oder Infektionen, die durch unsachgemäße Handhabung des Systems entstehen, weitgehend verhindern. Viele Patienten äußern sich denn auch sehr positiv über das neue System, andere haben eher Probleme, diese neue Methode zu akzeptieren.

Durch eine Firma, die voll implantierbare Kathetersysteme herstellt, wird das System als die beste Lösung für Patienten mit Venenproblemen angepriesen. Patientenaussagen wie: „Plötzlich wurde alles einfacher"; „es hat mein Leben wirklich verbessert" oder „ich kann mir keine bessere Lösung vorstellen", werden in einer Informationsbroschüre festgehalten.

Um abzuklären, ob diese Aussagen wirklich der Realität entsprechen, und ob die Erfahrungen der Patienten wirklich so positiv sind, wurde eine Umfrage bei Patienten, bei welchen eines dieser venösen Systeme implantiert wurde, durchgeführt. Sie beantworteten Fragen in bezug auf Vor- und Nachteile mit dem System gegenüber anderen venösen Kathetern, äußerten sich über die psychische Akzeptanz, die Behinderung bei täglichen Aktivitäten, die Erinnerung an die Krankheit durch das System sowie über die Zufriedenheit mit der Information, die sie über das neue System erhielten.

Tabelle 1. Patientencharakteristik

Geschlecht	n	Alter	
		Durchschnitt	Spanne
Männer	10	34	22–58
Frauen	12	42	19–62
Alle	22	38	19–62

Tabelle 2. Patientendiagnosen

Diagnosen	n	%
Leukämien (AML, ALL)	11	50
Andere Malignome (Lymphome, Hoden-Ca, Mamma-Ca, Sarkome)	11	50
Alle	22	100

Tabelle 3. Dauer der Implantation

Monate	Durchschnitt	15
Monate	Mittelwert	12
Monate	Zeitspanne	3–30

Tabelle 4. Negative Erfahrungen der Patienten

Nachteile	n	%
Sichtbar für andere	6	30
Unmöglichkeit auf der rechten Seite zu schlafen	2	10
Schmerzhafte Punktion des Systems	2	10
Bewegung der Schulter für Blutentnahme	1	5
Verstopfung des Katheters	1	5
Angst vor Komplikationen	1	5

Patientencharakteristik. 22 Patienten erhielten einen Fragebogen, mit dem sie die Fragen schriftlich beantworten konnten. Mit einzelnen Patienten wurde zusätzlich ein persönliches Gespräch über die Vor- und Nachteile des Systems geführt. Das Alter der befragten Patienten lag zwischen 19 und 62 Jahren (Tabelle 1).

Patientendiagnosen. 50% der Patienten litten an einer Leukämie, die anderen 50% an verschiedenen Tumorerkrankungen (Tabelle 2).

Dauer der Implantation. Im Durchschnitt lebten die Patienten seit 15 Monaten mit einem vollständig implantierten venösen Kathetersystem. Der Mittelwert liegt bei 12 Monaten. Einigen Patienten wurde das System vor 30 Monaten implantiert, andere haben das System seit 3 Monaten (Tabelle 3).

Die meisten Patienten berichteten in dem zum Fragebogen zusätzlich geführten Gespräch über verschiedene Vorteile, die sie mit dem System erleben. *Sie profitieren besonders von folgenden Vorteilen:*

— Blutentnahmen sind jederzeit möglich.
— Arme sind frei während einer Dauerinfusion.
— Keine Angst vor Venenpunktionen.
— Keine Suche nach peripheren Venen.
— Keine schmerzhaften Venenpunktionen für Blutuntersuchungen.
— Keine Venenentzündungen.

Negative Erfahrungen. 30% der Patienten sehen im System einen Nachteil, da es von außen sichtbar ist. 10% der Patienten leiden unter starken Schmerzen bei der Punk-

Tabelle 5. Körperliche Aktivitäten

Art der Aktivitäten	Nicht reduziert (%)	Reduziert (%)
Körperpflege	95	5
Beweglichkeit	90	10
Beruf	100	0
Hausarbeit	95	5
Hobby	90	10
Sport	70	30[a]
Partnerbeziehung	95	5[b]

[a] Volleyball, Schwimmen, Gymnastik
[b] Z.B. Umarmung

Tabelle 6. Akzeptanz

	n	%
Voll akzeptiert	15	68
Teilweise akzeptiert	1	5
Nicht akzeptiert	6	27
Alle	22	100

tion der Kapsel, die anderen Patienten geben nur sehr leichte Schmerzen bei der Punktion an. Andere Patienten erleben Katheterverstopfung, Angst vor Komplikationen als Nachteil (Tabelle 4).

Körperliche Aktivitäten. Die Lebensqualität der Patienten wird besonders durch die Möglichkeit tägliche Aktivitäten normal auszuführen bestimmt. Deshalb interessierte besonders, ob Patienten bei den in Tabelle 5 aufgeführten Aktivitäten eingeschränkt sind oder ob sie diesbezüglich ein normales Leben führen können.
Wie aus der Tabelle 5 ersichtlich ist, sind die meisten Patienten bei ihren Tätigkeiten *nicht* eingeschränkt.
30% der Patienten haben Probleme bei sportlichen Tätigkeiten, die Angst vor Komplikationen steht dabei allerdings im Vordergrund.

Akzeptanz. 68% der Patienten können den implantierten Katheter voll akzeptieren und haben keine psychologischen Probleme. 27% empfinden den Katheter jedoch als Fremdkörper und können ihn somit nicht akzeptieren. Vor allem jüngere Patienten leiden unter diesem Nachteil (Tabelle 6).

Erinnerung an die Krankheit. Da es möglich ist, durch ein Implantat dauernd an die Krankheit erinnert zu werden, wurde den Patienten eine diesbezügliche Frage gestellt. 40% der Patienten werden in behandlungs- und symptomfreier Zeit durch das System *nicht* an ihre Krankheit erinnert. 50% der Patienten werden jedoch durch das System immer wieder an ihre Krankheit erinnert (Tabelle 7). In unserem Spital mußte aus diesem Grunde bei 2 Patienten während einer Therapiepause das System entfernt werden.

Information des Patienten. Informationsprobleme des Kranken können bei der Einführung einer neuen Methode oft im Vordergrund stehen. 45% der Patienten erlebten die Information als sehr gut, 27% als gut und 23% als genügend. Ein Patient erlebte die Information als ungenügend (Tabelle 8).

Gewünschte Information vor der Implantation. Patienten schätzen es, wenn sie nebst dem Informationsgespräch mit Arzt und Schwester weitere Informationsmöglich-

Tabelle 7. Erinnerung an die Krankheit

	n	%
Keine Erinnerung	9	40
Teilweise Erinnerung	2	10
Vollständige Erinnerung	11	50
Alle	22	100

Tabelle 8. Information des Patienten

	n	%
Sehr gut	10	45
Gut	6	27
Genügend	5	23
Ungenügend	1	5
Alle	22	100

Tabelle 9. Gewünschte Information vor der Implantation

	Ja (%)	Nein (%)	Keine Antwort (%)
Broschüre mit hilfreichen Informationen	81	14	5
Information von anderen Patienten	63	27	10
Sehen und Betasten des Originalsystems	77	18	5
Information zusammen mit Angehörigen	35	55	10

Tabelle 10. Welches System würden Sie heute wählen?

Vollständig implantiertes venöses System	100%
Punktion von peripheren oder zentralen Venen	0%

keiten haben. So befürworten 81% der Patienten die Abgabe einer *Informationsbroschüre*. Somit ist es sicher möglich, die mündliche Information zu unterstützen, und die Patienten können sich intensiver mit dem neuen System auseinandersetzen. Im weiteren würden 63% der Patienten ein Gespräch mit Patienten, bei denen bereits ein System implantiert wurde, schätzen. Hilfreich für Patienten ist es auch, wenn sie das System vorher sehen und betasten können. Hingegen befürworten nur 35% der Patienten ein Informationsgespräch zusammen mit ihren Angehörigen (Tabelle 9).

Welches System würden Sie heute wählen? Abschließend wurde die Frage gestellt, welches System sie rückblickend bevorzugen würden (Tabelle 10). Alle Patienten würden sich wieder für das implantierbare venöse Dauerkathetersystem entscheiden. Trotz der Nachteile erleben die Patienten dieses System also als hilfreich und als Fortschritt in der Behandlung ihrer Krankheit.

Diese Umfrage zeigt, daß Patienten von diesem System profitieren, die Vorteile überwiegen die Nachteile eindrücklich. Das Krankenpflegepersonal kann die Venenverhältnisse des Patienten meistens am besten einschätzen und kennt auch die Grenzen seiner Belastbarkeit. Patienten profitieren vor allem von diesem System, wenn es am Anfang einer langen Behandlungszeit implantiert wird. Es ist deshalb unsere

Aufgabe, diese Möglichkeit der Umgehung repetierter Venenpunktionen frühzeitig mit dem Arzt zu diskutieren.

Zusammenfassend kann gesagt werden, daß Patienten durch das Kathetersystem eine bessere Lebensqualität haben, was sicher ein Hauptziel unserer Bemühungen in der Behandlung von Tumorpatienten ist. Wie wir nun aber wissen, wünschen die meisten Patienten eine Informationsbroschüre zur Ergänzung und Unterstützung der mündlichen Information.

Literatur

1. Informationsbroschüre: Port a Cath. Pharmacia, Dübendorf/CH
2. Schmid L et al (1987) Use of a fully implantable drug delivery system in the treatment of acute leukemias and disseminated lymphomas. J Clin Oncol

Dekubitusrisiko des kachektischen Krebspatienten: Ursache und Prophylaxe

Walter O. Seiler

Dekubituspathogenese

Dekubitusgefährdet sind alle Patienten mit einem Motilitätsscore von null oder kleiner als zwei pro Nacht, was einer praktisch totalen Immobilität gleichkommt. Unter Immobilität leiden betagte, gelähmte, komatöse und kachektische Krebspatienten. Zahlenmäßig am häufigsten vertreten sind die geriatrischen Patienten. Die Anzahl betagter Patienten steigt weltweit rasch an. Somit werden auch in Akutspitälern zunehmend dekubitusgefährdete Patienten anzutreffen sein [1, 2, 6, 7, 9].

Für die betroffenen Patienten bedeuten Dekubitalulzera eine schmerzhafte und schwere Belastung. Sie führen nicht selten zu schwerer Sepsis [5].

Größe und Verweilzeit der lokalisierten Druckwirkung auf die Haut als pathogenetische Faktoren

Bekanntlich benötigen alle Gewebszellen und somit auch jene des Hautgewebes eine permanente Sauerstoffversorgung. Sie wird durch die Erythrozyten während der Passage durch die Kapillaren garantiert. Wenn ein dekubitogener Druck (Produkt aus Größe und Verweildauer des lokalisierten Drucks) auf eine Hautstelle über einem Knochenvorsprung während einer gewissen Periode einwirkt, wird die Mikrozirkulation und daher die Sauerstoffzufuhr zu den Hautzellen unterbrochen. Dies führt zur Ischämie und in der Folge zum Zelltod, bekannt unter dem Ausdruck Nekrose oder Dekubitalulkus. Diese Situation ist durch die deutsche Bezeichnung „Druckgeschwür" ausgezeichnet umschrieben.

Zur Erzeugung einer Ischämie muß die kritische Größe des lokalisierten Drucks auf die Haut etwa das 2fache des interarteriolären Drucks [8] von 2,8–6,4 kPa betragen. Theoretisch müßte also eine lokalisierte Druckwirkung von 140 g/cm^2, das sind 13,6 kPa auf eine Hautstelle über einem Knochenvorsprung appliziert den kritischen Kapillarschließungsdruck [3, 4] erreichen und damit die Mikrozirkulation unterbrechen.

In der Tat wird das sakrale Hautareal bei jungen gesunden Probanden mit einem lokalisierten Druck von 150 g/cm^2 (14,8 kPa) belastet, sinkt der Sauerstoffgehalt der Haut unmittelbar auf den Wert Null (Abb. 1). Würde diese Druckbelastung während einer genügend langen Zeit belassen (mehr als 2 h), so würden auch bei diesen jungen, gesunden Probanden Nekrosen, d.h. Druckgeschwüre, auftreten.

Damit stellt sich die Frage, warum denn junge gesunde Menschen keine Dekubitalulzera entwickeln. Die Antwort ist einfach: Sie weisen ein genügend großes Motili-

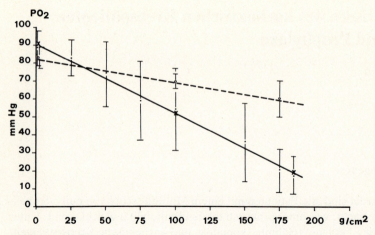

Abb. 1. Haut-pO_2 als Funktion der Gewichtsbelastung an „harten" und „weichen" Stellen. Die Sauerstoffspannung der Haut ist abhängig von der Gewichtsbelastung der Haut. Wird die Trochantergegend („harte" Stelle) eines jungen gesunden Probanden mit Gewichten belastet, so sinkt die Sauerstoffspannung hier in Abhängigkeit der Belastung. Wird eine sog. „weiche" Stelle belastet, hier wurde die Ventralseite des Oberschenkels gewählt, sinkt der Sauerstoffgehalt der Haut wesentlich langsamer, aber ebenfalls in Funktion der Belastung. ×— Harte Stellen: $Yn = 90{,}0 - 0{,}39 \cdot X$, $r = 0{,}98$; ○--- weiche Stellen: $Yw = 82{,}9 - 0{,}13 \cdot X$, $r = 1{,}00$

tätsscore auf, d. h., sie sind nicht immobil. Die Spontanbeweglichkeit von Gesunden ist so groß, daß die Verweilzeit der externen, lokalisierten Druckwirkung auf die Haut nie länger als 30–60 min beträgt [11].

Dekubitusrisikofaktoren

Kann das Motilitätsscore aus technischen Gründen nicht gemessen werden, können Dekubitusrisikofaktoren bei der Identifikation von dekubitusgefährdeten Patienten

Tabelle 1. Dekubitusrisikofaktoren immobilisieren den Patienten. Der Druck von der harten Matratze her kann nun *dauernd* auf den Hautbezirk an der Kontaktstelle Haut–Unterlage einwirken. So entsteht nach 2 h ein Dekubitalulkus

In jedem Alter	Im hohen Alter
Koma	Fieber 39°C
Paraplegie	Exsikkose
Hemiplegie	Anämie
Kachexie	Prämedikation
Multiple Sklerose	Narkose
Schock	Aufwachphase
Analgesie	Starke Sedation
	Schwere Depression

helfen. Dekubitusrisikofaktoren (Tabelle 1) zeigen Zustände oder Krankheiten an, welche das Motilitätsscore (Anzahl Spontanbewegungen nachts im Schlaf pro 7 h) auf Null oder unterhalb 2 reduzieren [11]. Die Risikofaktoren sind altersabhängig. Komatöse oder gelähmte Patienten weisen, ob jung oder alt, ein Motilitätsscore von Null auf.

Geht man aber von einem prämorbiden Motilitätsscore von 10–20 aus [11], so sind die erwähnten Krankheiten oder Zustände nicht in der Lage, durch eine 50- bis 70%ige Reduktion des Motilitätsscores die Druckverweilzeit in den dekubitogenen Bereich zu senken.

Dekubitusprophylaxe durch Reduktion der Größe und der Verweilzeit des lokalisierten Drucks auf die Haut

Aus den theoretischen Überlegungen lassen sich Konsequenzen für die praktische Dekubitusprophylaxe ableiten. Solche sind:

1. Reduktion der Größe der lokalen Druckwirkung auf die Haut durch Weichbetten dekubitusgefährdeter Patienten und
2. Verkürzen der Druckverweilzeit bei Patienten mit Dekubitusrisikofaktoren durch häufiges (2stündliches) Umbetten und Mobilisieren nach Möglichkeiten.

Wie uns diese pathogenetischen Mechanismen eindeutig demonstrieren, haben andere, leider noch an allzuvielen Orten und allzuhäufig praktizierte Maßnahmen wie Massieren, Einölen der Haut, Betten auf unzureichend weichen Patientenunterlagen wie Schaffellen, Wasserbetten, Wassermatratzen, Gummiringen, Luftmatratzen usw. keinen begründeten Platz in der Dekubitusprophylaxe. Es erstaunt daher nicht, daß diese Methoden ineffizient sind und vom eigentlichen Prophylaxeziel, dem Vermindern der Druckgröße und Druckverweilzeit ablenken.

Dekubitusprophylaxe

Wie aus den vorangegangenen Ausführungen über Dekubituspathogenese klar hervorgeht, ist die Entstehungsursache eines Druckgeschwürs, wie es die Bezeichnung glänzend umschreibt, eine anhaltende Druckbelastung der Haut an gleicher Stelle und in genügender Größe beim immobilen Patienten.

Wenn die Druckeinwirkung die Ursache der Dekubitalulzera ist, können wir auch sagen: „Ohne Druckfaktoren entstehen keine Druckgeschwüre."

Am empfindlichsten auf äußeren Druck, verursacht durch die harte Spitalmatratze, reagieren die sog. „harten" Hautstellen, wo Knochenvorsprünge nur durch ein dünnes Unterhautgewebe gepolstert sind (Abb. 1). Die fünf klassischen Dekubituslokalisationen sind: Sakral- und Fersengegend, Trochanter und Malleolargegend sowie die Sitzbeinhöcker. Hier führt bereits eine kleine Druckwirkung zur Entstehung eines Druckgeschwürs.

Das Prinzip der Dekubitusprophylaxe kennen wir: Verhindern einer längeren Druckeinwirkung auf die Haut. Die Realisierung dieses Prinzips ist nicht immer einfach. Mittels Bauchlage könnten alle fünf dekubitusgefährdeten Hautstellen entlastet werden. Die Bauchlage ist aber beim geriatrischen Patienten nicht durchführbar. Es bleibt uns nur die teilweise Druckentlastung. Bei der teilweisen Druckentlastung wird die Druckeinwirkung so stark reduziert, daß Arteriolen und Venolen nicht mehr komprimiert werden. Damit bleibt die Sauerstoffversorgung der Haut garantiert. Eine partielle Druckentlastung wird durch die superweiche Lagerung und die 30°-Schräglage an den fünf klassischen Dekubituslokalisationen erreicht.

Superweiche Lagerung

Superweich nennen wir die Unterlage, wenn sie so weich ist, daß die kleinen Hautgefäße eines darauf liegenden Patienten nicht mehr komprimiert werden.

Die richtig durchgeführte superweiche Lagerung auf einer dreiteiligen Matratze verhindert bereits bei 90% die Entstehung eines Druckgeschwürs. Seit Einführung dieser superweichen Lagerung an der geriatrischen Klinik des Kantonsspitals Basels ist die Häufigkeit von Dekubitalulzera von 27% auf 2% zurückgegangen (Abb. 2).

Die Wirksamkeit der Superweichlagerung kann mittels der Sauerstoffelektrode gemessen werden. Wird die Sauerstoffelektrode an der Haut der Sakralgegen fixiert, so sinkt, auf der Normalmatratze liegend, der Sauerstoffgehalt der Sakralgegend einer Versuchsperson in Rückenlage augenblicklich auf Null [10]. Verwendet man hingegen eine superweiche dreiteilige Matratze, so bleibt auch in Rückenlage der Sauerstoffgehalt der Haut im Normbereich.

30°-Schräglage

Die Lagerung des Patienten auf einer superweichen dreiteiligen Matratze genügt im allgemeinen. Wenn aber am nächsten Morgen das Pflegepersonal rote Hautstellen

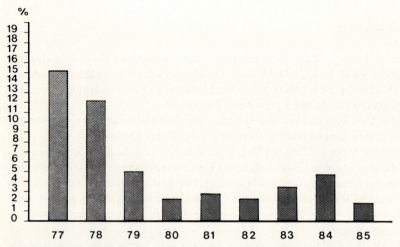

Abb. 2. Dekubitusstatistik. Seit Einführung dieser superweichen Lagerung an der geriatrischen Klinik des Kantonsspitals Basels ist die Häufigkeit von Dekubitalulzera von 27% auf 2% zurückgegangen

über dem Sakralbereich oder über den Fersen feststellt, drängt sich zusätzlich Umbetten auf. Dies ist meistens 1- bis 2mal pro Nacht notwendig.

Da aber in der 90°-Seitenlage, die leider immer noch in der Dekubitusprophylaxe angewandt wird, ein enormer Druck auf dem Trochanter lastet, ist hier die Gefahr der Erzeugung eines erneuten (iatrogenen!) Druckgeschwürs sehr groß. Aus diesem Grunde ist die 90°-Seitenlage aus der Dekubitusprophylaxe zu streichen.

Hingegen hat sich die 30°-Schräglage ausgezeichnet bewährt. In dieser Lagerung sind keine der fünf klassischen Dekubituslokalisationen druckbelastet. Diese Lagerung kann einfach durchgeführt werden. Hierzu ist nur eine Person notwendig. Die Wirkung der 30°-Schräglage kann mittels der Sauerstoffmessung am Hautbezirk über der Sakralgegend ebenfalls eindrücklich demonstriert werden. Wird die Versuchsperson in 30°-Schräglage gebracht, normalisiert sich der Hautsauerstoffdruck innerhalb von Sekunden.

Dekubitusrisikofaktoren sind das Startzeichen zur Prophylaxe

Immer wieder stellt sich die Frage: Wann soll eine Dekubitusprophylaxe durchgeführt werden? Die Antwort ist einfach: Immer dann, wenn Dekubitusrisikofaktoren auftreten. Dekubitusrisikofaktoren sind Krankheiten oder Zustände, welche das Motilitätsscore eines Patienten auf Null oder unter 2 pro Nacht reduzieren. Solche Zustände sind einesteils in jedem Alter wirksam. Andererseits gibt es Risikofaktoren, die nur im hohen Alter ein Risiko darstellen. Im hohen Alter ist bereits die Spontanmobilität stark reduziert. Aus diesem Grunde sind geriatrische Patienten mit einem prämorbid tiefen Motilitätsscore schon bei Fieber, Medikation mit Tranquilizern, Neuroleptika und Antidepressiva, bei Exsikkose sowie in der präoperativen und postoperativen Phase eines chirurgischen Eingriffs hochgradig dekubitusgefährdet. Diese Krankheiten oder Zustände stellen jedoch bei jüngeren Patienten kein Dekubitusrisiko dar.

Zusammenfassung

Die wichtigste Ursache der Dekubusentstehung ist eine anhaltende Druckeinwirkung auf die Haut an gleicher Stelle. Die Voraussetzung hierfür ist die Immobilität bzw. das tiefe Motilitätsscore von 0–2 pro 7h nachts. Die Druckwirkung wird durch die harte Unterlage (normale Spitalmatratze) erzeugt. Die Prinzipien für die Dekubitusprophylaxe sind deshalb klar: Die Druckeinwirkung ist von der harten Unterlage her auf gefährdete Hautbezirke (= 5 klassische Dekubituslokalisationen) total oder auf ein Minimum zu reduzieren.

Dies kann durch Lagern auf *superweicher Unterlage* und durch *zusätzliches Umlagern in 30°-Schräglage* erreicht werden. Es ist daher äußerst wichtig für die Entstehung von Dekubitalulzera nicht Inkontinenz, Schwitzen oder andere imaginäre Faktoren anzuschuldigen. Dies würde eine adäquate Prophylaxemaßnahme verhindern. Nur dank genauer Kenntnisse der Dekubituspathogenese ist es möglich, eine rechtzeitige und effiziente Dekubitusprophylaxe durchzuführen. Dekubitalulzera gehören demnach nicht mehr zum Bilde einer geriatrischen Klinik oder eines Pflegeheims.

Literatur

1. Ameid A, Chiarcossi A, Jimenez J (1980) Management of pressure sores: Comparative study in medical and surgical patients. Postgrad Med 67:177–184
2. Barbenel JC, Ferguson-Pell MW, Evans JH (1981) The chief scientist reports: Pressure produced on hospital mattresses. Health Bull (Edinb) 39:62–68
3. Burton AC (1951) On the physical equilibrium of small blood vessels. Am J Physiol 164:319
4. Burton AC, Yamada S (1951) Relation between blood pressure and flow in the human forearm. J Appl Physiol 4:329
5. Chow AW, Galpin JE, Guze LB (1977) Clindamycin for treatment of sepsis caused by decubitus ulcers. J Infect Dis 135:65–68
6. Ek AC, Boman G (1982) A descriptive study of pressure sores: The prevalence of pressure sores and the characteristics of patients. J Adv Nurs 7:51–57
7. Holzach P, Lüscher N, Seiler WO, Allgöwer M (1983) Dekubitusprophylaxe: Erfolgreiche Dekubitusprophylaxe an einer chirurgischen Universitätsklinik. Hospitalis 7:398–403
8. Landis EM (1930) Micro-injection studies of capillary blood pressure in human skin. Heart 15:209
9. Richardson RR, Meyer PR (1981) Prevalence and incidence of pressure sores in acute spinal cord injuries. Paraplegia 19:235–247
10. Seiler WO, Allen S, Stähelin HB (1987) Influence of the 30° laterally inclined position and the "super-soft" 3-piece mattress on skin oxygen tension on areas of maximum pressure. Gerontology 32:158–166
11. Stoffel F (1985) Objektivierung des Dekubitusrisikos geriatrischer Patienten durch quantitative Erfassung des Mobilitätsgrades mittels eines Motilitätssensors. Dissertation, Universität Basel

Unterstützung des krebskranken Kindes und seiner Familie

ALISON HORNER

Die Gesundheitsbehörde der Region Nord-West ist das drittgrößte pädiatrisch-onkologische Zentrum in England. In diesem Einzugsgebiet leben ca. 4 Mio. Menschen, woraus sich eine Kinderpopulation von 1 Mio. ergibt. Von diesen Kindern erwarten wir pro Jahr 100 Neuerkrankungen an Krebs.

Da ein großer Teil der pädiatrischen Tumoren heute mit zunehmend komplexer Chemotherapie behandelt wird, findet diese am Royal Manchester Children's Hospital statt. Wenn eine Radiotherapie durchgeführt werden muß, so findet diese im Christie Hospital, welches unser regionales Radiotherapiezentrum ist, statt.

Die Unterstützung des krebskranken Kindes und seiner Familie kann am optimalsten durch ein multidisziplinäres Team gestaltet werden. Ein solches Team hat nicht nur professionelle Komponenten anzubieten, um diesen Familien zu helfen, sondern ebenso eine Vielfalt von Individuen mit mannigfaltigem Hintergrund und eine Vielfalt von Lebenserfahrung. All dies trägt bei zu einer größeren Würdigung und einem besseren Verständnis der Familie mit ihren Belastungen und Problemen.

Der Ausbildungsgrad des Abteilungspersonals ist verschiedenartig, es gibt sowohl ältere als jüngere Mitarbeiter. Auch das Hausdienstpersonal zählt zum Team; sie sind oft die Leute, welche Eltern und Verwandten in schwierigen Situationen eine Tasse Tee zubereiten, und sie hören manchmal von spezifischen Problemen und Ängsten der Familie, mit welchen die Angehörigen das Pflegepersonal nicht stören wollen. Deshalb müssen alle Stufen des Personals ermuntert werden, Teil des Teams zu sein und die nötige Information haben, so daß eine angepaßte Hilfe verfügbar gemacht werden kann.

Die meisten Klinikangestellten sind seit Jahren angestellt, fühlen sich den Familien sehr verbunden und sind auch fähig, ihr Verhalten und ihre Einstellung zu beobachten, nicht nur die der Eltern, sondern auch die der Kinder, welche oft Indikatoren sind, wie eine Familie die Krankheit und die Behandlung bewältigt. Zwei Sozialarbeiter stehen zur Verfügung, um die Familien zu unterstützen, und sie teilen ihre Arbeit ein in Gegenden, in welchen die Familien leben. Ihre Rolle ist eine individuelle Unterstützung und Beratung, und eine zunehmende Zeitspanne wird für die Arbeit in Gruppen verwendet. Sie sind teilweise angestellt durch den Malcom Sargent Cancer Fund für Kinder; dieser Fonds ermöglicht ebenso finanzielle Unterstützung für Familien, speziell für die Kostendeckung für Transporte infolge häufiger Krankenhausbesuche.

Die Spitalschule bietet eine andere Form von Unterstützung für einige Familien an. Jede Abteilung im Children's Hospital hat ihren eigenen Lehrer, und es gibt ebenso einen Lehrer für den Schulraum, wohin alle mobilen Kinder über 11 Jahre ermuntert werden hinzugehen.

Während des Spitalaufenthaltes werden die Kinder angeregt, mit ihren Schularbeiten und Aktivitäten weiterzumachen. Diese Arbeiten sind nicht nur sinnvoll im Sinne der Beschäftigungstherapie, sondern sie bestätigen die Eltern und uns in den konstanten Bemühungen, das Kind ein so normales Leben wie möglich leben zu lassen.

Die Schulen der Kinder werden im Einverständnis mit den Eltern informiert, um den Zustand des Kindes zu erklären und um zu beraten, ob der Schulbesuch in der Zukunft beeinträchtigt sein wird. Für jene Kinder, die häufig zur Chemotherapie hospitalisiert werden müssen, machen der Lehrer und ich selber einen Schulbesuch. Dies gibt die Möglichkeit, detaillierter zu erklären, in welcher Form die individuelle Ausbildung des Kindes unterbrochen werden könnte und gibt uns die Möglichkeit, Hilfe zu erhalten bei der Vorbereitung des Unterrichtsplans, der während den Hospitalisationen fortgesetzt wird. Diesen Besuchen steht die Schule mit dem nötigen Verständnis und Unterstützung gegenüber; so wird dem Kind das wichtige Gefühl der Kontinuität mit seinen Schulkollegen, trotz regelmäßigen Hospitalisationen, gegeben. Wir finden, daß diese Form des Kontakts die Unterstützung dieser Kinder in ihrem Schulmilieu stark verbessert hat. Die Spitalschule spielt ebenso eine wichtige Rolle für einige unserer Teenagerkinder. Diese Gruppe, die noch verletzlicher gegenüber den emotionalen Effekten von Krebs ist, ist oft unfähig oder unwillig, in die große Schule zurückzukehren. Weil wir diese Möglichkeit anbieten können, wurde es für mehrere möglich, mit ihrer Ausbildung fortzufahren und das Vertrauen darauf, in die eigene Schule und zu den Freunden zurückzukehren, langsam wiederzugewinnen. Wir akzeptieren dieses Arrangement nur als Kurzzeitplan, weil wir auch diese Gruppe dazu bringen wollen, ihr Leben so normal als möglich zu gestalten. Die Anpassungsfähigkeit der Teenager wird sehr stark geprägt durch die Haltung ihrer Eltern mit ihren Reaktionen und wird üblicherweise gesehen als eine Periode der Anpassung für beide, das Kind und die Eltern. Weil diese Teenager jeden Tag in die Spitalschule kommen, besuchen sie meistens auch uns, und es ist sehr erfreulich zu sehen, wie sie einander durch ihre Schwierigkeiten hindurch helfen und wie sie individuell das Vertrauen in sich selbst und den Mut, mit der Krankheit und der Behandlung zu leben, wiedergewinnen.

In unserem Team gibt es einen Kinderpsychiater, dessen Rat und Erfahrung nicht nur für das Kind, sondern bei Bedarf auch für die Familie zur Verfügung steht. Manchmal haben Zwillinge spezielle Probleme, nicht nur, während ein Bruder oder eine Schwester noch lebt, sondern ebenfalls nach dem Tode, und es ist wichtig zu wissen, daß die ganze Familie von diesem Dienst profitieren kann. Auch ein Erwachsenenpsychiater ist am Spital verfügbar und kann leicht kontaktiert werden, wenn wir den Eindruck haben, daß Eltern das Bedürfnis haben.

Die Ärzte versorgen die Kinder je nach Krankheitsgruppe und ebenso bei wöchentlicher Rotation. Ihre regelmäßige Präsenz um die Kinder und Familien herum und ihre Kenntnis der Situation trägt zur Kontinuität der Pflege bei. Die jüngeren Ärzte sind nur für 1 Jahr angestellt, und die noch jüngeren rotieren an der onkologischen Abteilung für 3 Monate. Dies bedeutet, daß die verantwortlichen Ärzte und Schwestern die konstanten Quellen von Wissen und Unterstützung für die Familie darstellen. Niemand kann alles für alle bedeuten, und in einem multidisziplinären Team muß es einen großen Respekt vor individuellem Wissen und Fähigkeiten geben. Das Weiterleiten von Informationen an die Familie durchquert verschiedene professionelle Grenzen, was ein weiterer Aspekt ist, der durch jedermann zu akzeptieren ist. Mit dieser Art von Teamwork können wir vertrauensvoll Information geben und Rat und Unterstützung für die Familie, die aus verschiedenen sozialen Hintergründen kommt, vermitteln.

In unserem Zentrum umfaßt meine Rolle auch die Hausbesuche. Der ideale Zeitpunkt, die Familie zu besuchen, ist bald nach der ersten Entlassung aus dem Spital. In dieser Zeit sind die meisten sehr ängstlich, ob sie die Probleme zu Hause bewältigen werden. Sie waren alle in der Spitalumgebung für viele Wochen, nicht nur zusammen mit anderen betroffenen Eltern, sondern auch mit der Hilfe des Rates und der Unterstützung des medizinischen und pflegerischen Personals. Während jener Zeit führten sie viele Diskussionen über Krankheit und Behandlung und konnten vieles auf der Abteilung beobachten. Infolge ihrer eigenen emotionalen Verfassung wird ein großer Teil dessen, was ihnen erklärt wurde, nicht voll verstanden oder vergessen worden sein. Wenn die Eltern sich dann wieder in ihrer eigenen Umgebung befinden, haben sie Zeit, über alles Geschehene der vergangenen Wochen nachzudenken, und oftmals bekommen sie Zukunftsangst. Deshalb ist es sehr wichtig, daß ich vom Arzt weiß, was der Familie in bezug auf das Überleben gesagt wurde. Allen Familien wird der Prozentsatz des Überlebens mitgeteilt; obwohl sie dies wissen wollen, wird es oft falsch verstanden oder falsch interpretiert, was wiederum Angst und Konfusion auslöst. Ein Hausbesuch sollte immer dann durchgeführt werden, wenn beide Elternteile zu Hause sind. Dies ermöglicht es, mit beiden allerlei Aspekte der Krankheit und Behandlung zu diskutieren. Es ergibt sich so auch die Möglichkeit, die Reaktionen und Verarbeitungsweisen beider Elternteile zu erfassen. Beim Besuch einer Familie mit alleinstehendem Elternteil gibt es vielleicht ein anderes Familienmitglied oder einen Freund, der gerne mitsprechen möchte.

Es ist sehr unterschiedlich, was verschiedene Familien alles wissen oder fragen möchten; während einer Besuchsreihe wird jedoch versucht, alle wichtigen Gebiete, die für eine Familie problematisch sein könnten, abzudecken. Die Eltern sind offensichtlich viel betroffener über die Erkrankung ihres Kindes, und es ist von größter Wichtigkeit, sie zu ermutigen, über sich selbst sowie ihre Reaktionen zu sprechen und angepaßte Ratschläge zu vermitteln.

In bezug auf das Kind ist es wichtig herauszufinden, was es über die Krankheit weiß. Glücklicherweise haben die meisten Kinder einige Vorstellungen über ihre Krankheit, und Eltern sind meistens ziemlich zufrieden, wenn sie es dem Kind erklären können. Hilfreich ist es ebenfalls, wenn die Abteilung über einige Bücher verfügt, die das Kind lesen kann. Beim Besuch einer Familie mit einem älteren Kind ist das Betroffene üblicherweise ebenfalls in die Diskussion miteinbezogen. Das entsprechende Medikamentenprotokoll ist ebenfalls mit dabei, so daß jedermann darüber Fragen stellen kann und eine Übersicht über künftige Behandlungen und, wenn nötig, Hospitalisationen erhält. Diese Information erlaubt der Familie, zukünftige Spitalbesuche zu planen und Abmachungen in der Familie zu treffen.

Verhaltensprobleme, speziell bei kleinen Kindern, können entstehen durch Überbehütung, welche die meisten von ihnen verständlicherweise erhalten, wenn sie das erste Mal hospitalisiert werden. Die Kinder erwarten diese Nachsicht dann weiterhin, und es kann sehr schwierig werden, wenn ihre Forderungen nicht erfüllt werden. Die Kinder werden sich auch der veränderten Haltung der Eltern ihnen gegenüber bewußt und haben sich mit dem neuen Experiment des Spitallebens zu befassen, was alles sehr beängstigend für sie sein muß. Besprechungen über diese Aspekte des Anpassens der Familie werden rasch nach der Diagnosestellung begonnen, aber der emotionelle Zustand der Eltern verunmöglicht dies oft. Was wir den Eltern anraten ist, daß sie sobald wie möglich zu der von ihnen gewohnten Stufe von Disziplin zurückkehren. Das Problem der Überbehütung, zu viel Nachsicht, ist für die Eltern oft ein sehr schwierig zu kontrollierendes Problem, weshalb andere Familienmitglieder oder Freunde das Kind für die Krankheit kompensieren möchten, etwas was zu tun unmöglich ist.

Essensprobleme können ebenfalls ein Verhaltensproblem darstellen. Alle Mütter glauben, daß ein Kind, das ißt, ein gutes Kind ist. Es ist etwas Inhärentes in einer Mutter, zu sehen, daß das Kind satt geworden ist. Diese Kinder können große Angst auslösen durch das Ablehnen von Essen oder durch Verlangen von speziellen Nahrungsmitteln, nur um sie zurückzuweisen, sobald sie zubereitet sind. Manchmal scheinen diese Kinder einen veränderten Geschmackssinn zu haben, und Eltern müssen ermuntert werden, sich zu adaptieren, aber auch diszipliniert zu bleiben. Dies ist nicht nur im Interesse des Kindes, sondern im Interesse der Geschwister, die sich möglicherweise bereits unglücklich fühlen oder verärgert sind über die veränderte Haltung gegenüber einem Geschwister, das vieles darf, was für sie nicht erlaubt ist.

Schlafstörungen können oft direkt den Hospitalisationen zugeschrieben werden, und es ist wichtig, das Kind zu ermuntern, in sein eigenes Bett schlafen zu gehen, sobald es nach Hause kommt. Die *Ablehnung der Schule* ist nicht mehr so häufig ein Problem, seit diese direkt durch den Lehrer vom Spital kontaktiert wird. Wir bitten den Klassenlehrer immer, den Mitschülern mitzuteilen, wenn ein krankes Kind zurückkommt, das seine Haare verloren hat. Wenn die Mitschüler offen über den Haarverlust informiert werden und auch den Grund erfahren, dann zeigen sich die meisten der Kinder verständnisvoll. Kinder haben nur dann die Tendenz, roh und komisch zu reagieren, wenn ihnen nur Halbwahrheiten erzählt werden oder wenn sie keine rechte Erklärung einer Situation erhalten. Ablehnung des Schulbesuchs kann ein Resultat von häufigen Absenzen infolge von Infektionen sein. Die wilden Pocken und die Masern stellen eine konstante Angst der Eltern dar. Durch die effektive Droge Azyclovir wurde diese Angst beträchtlich reduziert. Es steht uns für beide Viren Immunoglobin zur Verfügung, welches wir verabreichen, sobald wir wissen, daß das Kind Kontakt hatte mit einem infizierten Mitschüler. Nach der Verabreichung des Immunoglobins kann das Kind in die Schule zurückkehren, häufig sind die Eltern jedoch so verängstigt, daß sie es zu Hause behalten.

Wenn die Kinder nicht ermuntert werden, ihr normales Leben weiterzuführen und ihren üblichen Gruppenaktivitäten nachzugehen, kann es Probleme der Integration bei den Kollegen geben. Es ist deshalb wichtig, die Kinder zu fragen, was sie in ihrer Freizeit tun und sie darin zu unterstützen, ihre Freizeitaktivitäten fortzuführen. Leider sind Eltern oft gegenteilig beeinflußt durch Nachbarn und Freunde, die ihnen erzählen, daß diese Kinder nicht schwimmen oder spielen sollten. Manchmal werden Eltern so überbehütend, daß sie beinahe die emotionale Entwicklung des Kindes hemmen. Glücklicherweise sind die meisten Kinder stark genug, die Eltern zu überzeugen, daß sie ein normales Leben führen können.

Zwillinge stellen eine Gruppe dar, die viel Kopfzerbrechen verursacht, und wir suchen nach neuen Wegen, um sie miteinzubeziehen, um ein besseres Verständnis ihrer Gefühle und Ängste zu erlangen. Sie benötigen ebenfalls das Verständnis für die Krankheit ihres Bruders oder der Schwester, so daß sie versuchen können zu verstehen, wie und wieso die Eltern traurig sind und so oft im Spital sein müssen. Sie bedürfen ebenfalls der Information, wie und wieso der Bruder oder die Schwester durch die Krankheit oder die Therapie betroffen ist.

Zwillinge entwickeln oft Verhaltensprobleme, um die Aufmerksamkeit der Eltern auf ihre eigenen Probleme zu lenken. Man vergißt leicht, wie verletzbar diese Gruppe sein kann, nicht nur, weil sie ihre Eltern gestreßt erleben, sondern auch, weil die Eltern alles von ihnen fernhalten wollen. Sie hören um sich herum oft auch übertriebene Geschichten, die eine Quelle von Mißinformation darstellen.

Kinder lenken die Aufmerksamkeit verschiedenartig auf sich. Sie beginnen damit in Form von gutem oder schlechtem Benehmen, was immer am effektivsten zu sein scheint. Wenn solche Aktionen keinen Erfolg bringen, werden ernsthaftere Verhaltensprobleme an den Tag gelegt, zu Hause oder in der Schule. Daraus resultiert eine noch verstärkte Ängstlichkeit der Eltern in einer Zeit, in der sie am wenigsten fähig sind, sie zu bewältigen.

Manchmal sind Eltern verängstigt, ihnen die Diagnose mitzuteilen, weil Zwillingsrivalität normal ist in den meisten Familien. Die Worte „ich wünsche, Du wärest tot" oder „ich hasse Dich und wünsche, Du wärest nicht hier", früher einmal bedeutungslose Worte, nehmen neue Dimensionen an und werden Realität. Eltern müssen ermuntert werden, dem gesunden Kind auch einen Teil ihrer Zeit ungeteilt zukommen zu lassen, um ihre Angst zu reduzieren und ihnen zu helfen, zu verstehen, was geschieht. Wir empfehlen dem gesunden Kind, ebenfalls das Spital zu besuchen, um zu sehen, was geschieht und um das Spitalpersonal kennenzulernen.

Viele unserer Familien sind junge Paare, und für die meisten hat die Diagnose Krebs bei einem ihrer Kinder einen niederschmetternden Effekt. Niemand weiß, wie stark eine Ehebeziehung ist, bis sie belastet wird mit einer Krise; manchmal ist diese Krise zu groß, als daß sie bewältigt werden kann, und es resultiert eine Trennung oder Scheidung.

Ein anderes Gebiet, das *Disharmonie in einer Ehegemeinschaft* auslösen kann, ist der Mangel an Einigung in bezug auf die Kindererziehung. Diese Situation wird üblicherweise dadurch verschlechtert, indem ein Kind sehr bald weiß, wie es manipulieren kann, um Vorteile zu erzielen, was wiederum noch mehr Disharmonie auslöst. Hält das Problem an, kann die Hilfe der Kinderpsychologen beigezogen werden. Dies bedarf der Kooperation von beiden Elternteilen, wenn sie erfolgreich sein wollen in der Verhaltensveränderung.

Kommunikationsprobleme sind schwierig zu lösen. Es gibt Paare, die nie viel miteinander gesprochen haben und deshalb in der Zeit der emotionalen Krise Mühe haben. Hier können Hausbesuche hilfreich sein. Ohne es zu merken, können Eltern die dritte Person manchmal in Anspruch nehmen, um Fragen zu stellen, die sie früher nie äußern konnten. Zu allen Eltern wird immer gemeinsam gesprochen, sei es bei der Diagnose oder später in einer kritischen Phase während der Behandlung des Kindes. Manchmal erfordern weitere Entwicklungen Gespräche durch den Arzt mit beiden Elternteilen. Es ist die Rolle der Schwester, diese Meetings zu organisieren, weil oftmals die Eltern eine Pflegeperson über eine Situation befragen, die sie nicht vollständig versteht. In der Mehrheit der Beziehungen gibt es einen Optimist und einen Realist oder Pessimist; jeder findet es schwierig, den anderen zu verstehen, was wiederum Zurückhaltung beim Ausdrücken verursachen kann.

Depression und Ängstlichkeit werden oft gesehen in diesen Familien, für die meisten von ihnen scheint sie vorübergehend und wird individuell bewältigt durch Beratung und Unterstützung der Teammitglieder. Für jene Eltern, die Schwierigkeiten haben, normal zu leben infolge von Schlafstörung, Appetitverlust, Konzentrationsstörung gibt es die Möglichkeit, mit dem Kinder- oder Erwachsenenpsychiater zu sprechen.

Finanzielle Probleme entstehen dann, wenn ein Partner infolge der veränderten Familienstruktur gezwungen ist, die Arbeit aufzugeben. Zur Verwöhnung eines Kindes werden manchmal große, teure Geschenke angeschafft, die finanzielle Schwierigkeiten auslösen. All diese Aspekte benötigen der Beratung von Diagnosestellung an.

Wenn ein Kind in die Sterbephase eintritt, wollen die meisten unserer Familien das Kind nach Hause nehmen. Gelegentlich gibt es Familien, die dies tun wollen, aber Angst haben, ob sie dies bewältigen können. Wir glauben, daß die meisten von ihnen fähig sind, dies mit Hilfe der Unterstützung von Spital, Gemeindekrankenpflege, Sozialarbeitern oder evtl. dem Seelsorgedienst zu tun.

Der Kontakt mit dem Hausarzt, welcher per Brief oder Telefon bereits über die Situation informiert wurde, ist sehr wichtig. Beim persönlichen Besuch wird über die Schmerzbehandlung, passende Schmerzmittel und die Dosierung gesprochen. Kinder benötigen manchmal sehr hohe Dosen.

Wenn Kinder Opiate benötigen, ist es Zeit, mit den Eltern zusammenzusitzen und über den Gebrauch dieser Medikamente zu sprechen. Verständlicherweise sind viele Eltern beängstigt, daß ihre Kinder abhängig werden könnten usw.

Die Anzahl der Hausbesuche ist abhängig von verschiedenen Faktoren, speziell davon, wie eine Familie mit den Problemen fertig wird und wie gut die lokale Unterstützung ist. Es finden regelmäßige Telefonkontakte statt. Es gibt keinen Zweifel darüber, daß Familien, denen es gelingt, ihr Kind zu Hause zu behalten, viel Kraft und Trost dabei erleben. Nach dem Tod eines Kindes werden die Eltern durch den Arzt des Spitals zu einem Gespräch eingeladen. Zu jenem Zeitpunkt besuchen sie auch die Schwester und unterhalten sich mit den Leuten, die Anteil hatten an oft vielen Jahren ihres Lebens. Die Familien werden ebenfalls durch den Sozialarbeiter und mich selbst nachbetreut. Wir hatten während 18 Monaten eine ganze Gruppe von Trauernden, in deren Gemeinschaft einige Familien sehr viel Hilfe fanden.

Viele Kinder werden heute von Krebs geheilt, weshalb es sehr wichtig ist, ihnen zu helfen, ein so normales Leben als möglich zu führen, damit sie sich zu normalen Erwachsenen entwickeln können. Die Unterstützung der ganzen Familie ist nötig und wertvoll. Es besteht jedoch auch die Gefahr der Überbetreuung. Als Professionelle müssen wir versuchen herauszufinden, welches die Balance ist zwischen verfügbar und unterstützend sein und konstruktiver Beratung, ohne den Familien die Fähigkeit, die eigenen Entscheidungen zu treffen, wegzunehmen.

Pflege des Sterbenden zu Hause – aus der Sicht einer Krankenschwester

Monika Schmid-Naville

Vorerst scheint es mir wichtig, daß wir uns den langen Weg vor Augen halten, den der Patient bereits zurückgelegt hat, bis er eben in seine sog. terminale Lebensphase eintritt (über deren Beginn sich die Gemüter streiten). Wohl in nur wenigen Fällen trifft es zu, daß im Betreuerteam der „letzten intensiven Pflegezeit" eine Krankenschwester mittätig sein kann, die die ganze „Entwicklung" des Patienten von Anbeginn der Krankheit bis zum Intensivpflegestadium (um es nicht stets Terminalstadium zu nennen) miterlebt hat und somit weiß, in welcher Art und Weise der Patient die verschiedenen „Krisen" angegangen und bewältigt hat.

Somit komme ich zum eigentlichen Thema dieses Beitrages, der Pflegezeit eines Tumorpatienten zu Hause. Ein Betreuerteam kommt neu mit einem Patienten in Kontakt, der zu Hause der intensiven Terminalpflege bedarf. Durch eine aufeinander abgestimmte Betreuungskette ärztlicher und pflegerisch-sozialer Maßnahmen sollte es uns möglich sein, eine echte Hilfe auf dem Weg zur realistischen Krankheitsverarbeitung sein zu können. Dies aufzubauen und als tragende Struktur („supportive care") zu verbessern, sollte unser aller Anliegen sein.

Der Wunsch des Patienten, zu Hause in Geborgenheit und in seiner vertrauten Atmosphäre sterben zu dürfen, wird respektiert. Sofern die äußeren Umstände es erlauben, sollte alles Menschenmögliche daran gesetzt werden, um ihm diesen Wunsch zu erfüllen.

Ist der Patient im Spital, wo er z. B. seiner Schmerzen wegen für einige Tage überwacht wird und die Schmerztherapie neu eingestellt wurde, informiert der Spitalarzt den Hausarzt über den bevorstehenden Spitalaustritt. Der Hausarzt, der die örtlichen Verhältnisse kennt, beginnt ein Betreuungsteam aufzubauen, indem er die Gemeindeschwester oder die Onkologieschwester avisiert.

In Zürich hat Prof. Martz 1976 als Pionier die erste Krankenschwester von einem onkologischen Ambulatorium zur Pflege der Onkologiepatienten nach Hause geschickt. 1979 begann die Krebsliga des Kantons Zürich mit einem Onkologie-Schwesterndienst zur Betreuung Tumorkranker zu Hause. Beide Dienste sind seither nicht mehr wegzudenken.

Besonders wünschbar wäre, wenn eine dieser Schwestern mit dem Patienten vor seinem Spitalaustritt im Krankenhaus Kontakt aufnehmen könnte, wenn möglich im Beisein eines Angehörigen, um nötige zusätzliche Hilfen und evtl. unerläßliche Hilfsmittel vor seiner Heimkehr organisieren zu können. Zudem wäre auch die „Betreuer-Brücke" bereits gebaut: der Patient geht nicht ins Ungewisse, was seine neuen Pflegepersonen anbelangt, er hat zumindest eine seiner neuen Betreuerinnen schon gesichtet, und ein erster Kontakt wurde gebildet. Auch können die evtl. Ängste und Bedenken der Angehörigen abgefangen und geschwächt werden. Bespro-

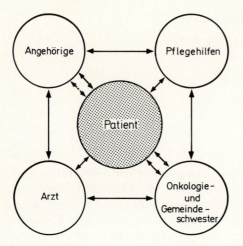

Abb. 1. Betreuungsteam des Patienten

chen werden die vielen Fragen des Ehepartners, die wie ein Film vorbeiziehen: „Bin ich den Pflegeanforderungen gewachsen? – Mache ich alles richtig? – Wer hilft mir? – Wie komme ich zurecht mit den Kindern? – Meine Arbeit, und wenn etwas passiert???"

Das Betreuerteam wird je nach familiärer Situation aufgebaut (Abb. 1), wobei beachtet werden sollte, daß nicht ein Heer von Helfern daherströmt.

Neu für den Patienten und seine Angehörigen ist das *„Inanspruchnehmen" von fremder Hilfe,* was ein Eindringen außenstehender Personen in ihre private Sphäre bedeutet. „Ich habe noch nie in meinem Leben eine Hilfe in meiner Familie gebraucht. Ich muß lernen, diese annehmen zu können", äußern oft Patient und Partner. Beide müssen ihre Selbständigkeit aber auch möglichst umfassend beibehalten können (also kein Übereifer von seiten der Helfer).

Die *Privatsphäre* muß gewahrt werden. Gewohnheiten, evtl. auch Marotten, dürfen nicht negiert oder abgeschafft werden. *Diskretion, Takt und Rücksichtnahme* sind gefordert. Wichtig ist aber: Angehörige mithelfen lassen, belasten, denn sie wollen helfen, sie müssen aktiv sein können, um gewisse Ängste, unsichere, evtl. peinliche Momente durch Aktivität überbrücken zu können.

Durch intensive Pflegekontakte und ein in relativ kurzer Zeit schnelles „Hineinwachsen" in die familiäre Atmosphäre nehmen wir als Pflegende schnell evtl. gewisse Spannungen wahr; Ängste, Problemsituationen, die sich averbal (unausgesprochen) durch eine gedrückte Stimmung zeigen und sich schneeballartig entwickeln und kumulieren.

Es entsteht eine Haltung gegenseitiger Schonung, eine gewisse Entfremdung, ein verschlossenes Verhältnis, keiner in der Familie wagt es mehr, sich frei zu äußern. Wenn wir hier als Dolmetscher, als „Neutrale", eine gewisse Hilfe leisten können, unbelastet von evtl. Gewesenem, früheren Spannungen oder Unstimmigkeiten, kann auch eine solche Hilfe sich segensreich auswirken.

In früheren Zeiten der Krankheit, zur Zeit der diversen Therapien, Besuchen beim Arzt usw. war immer „Etwas" im Gange, man arbeitet immer auf eine erneute Besserung, lange vielleicht auf eine Heilung hin. Die *Hoffnung* wurde stets neu aufgebaut, gestärkt und gestützt. Zum jetzigen Zeitpunkt (keine Therapie bringt mehr Erfolg) darf die Hoffnung nicht weggeworfen oder zerstört werden. Nein, sie erhält ein neues Gesicht.

Zitat von Christian Morgenstern:

> Wenn wir zum Leben JA sagen,
> Das Leben aber sagt NEIN zu uns,
> Dann müssen wir lernen,
> Zu diesem NEIN JA sagen zu können.

Frühere Hoffnung

- Totale Heilung
- Therapieren des Tumors
- Verhindern der Metastasierung
- Verbessern des Allgemeinzustandes

Jetzige Hoffnung

- Wenn keine Tumortherapie mehr möglich ist, muß neue Hoffnung geschöpft werden: z. B.
- *Schmerzlinderung*
- Erhalten möglichst guter Lebensqualität
- Friedliche Umgebung
- Erledigung gewisser Pendenzen
- Beschwerdefreies Sterben

Nun möchte ich den Schwerpunkt auf die beiden Hoffnungen, Schmerzlinderung und beschwerdefreies Sterben setzen, die wir absolut und in jedem Fall ernstnehmen müssen. Es soll uns *oberstes Gebot* sein, diesen beiden so wichtigen Faktoren bestmöglich gerecht zu werden.

Schmerz

Man schätzt, daß ca. ⅓ aller Tumorpatienten an Schmerzen leiden. Studien zeigten, daß hospitalisierte Patienten im Endstadium zu ca. 75% mit ernsthaften Schmerzen zu kämpfen haben und ca. 25% ohne Analgetika auskommen. Ich möchte, aus meiner Erfahrung in der Pflege Tumorkranker zu Hause, fast dafür plädieren, daß durch ein persönliches, intensives Zuhören und mit dem „zwischen den Zeilen lesen" (Beobachtung der Angehörigen und Freunde) des Patienten, die Schmerzen weit besser zu überwachen sind. Wir versuchen, dem Patienten das Formulieren seiner empfundenen Schmerzen beizubringen. Einen Schmerz zu definieren, ihn in Worte zu fassen, ist gar nicht so einfach und muß gelernt werden. Dabei verstehen wir nicht nur den körperlichen, sondern auch den seelischen Schmerz (Trauerarbeit, Reifeprozeß) und den sozialen Schmerz (Realitätsarbeit). Der körperliche Schmerz muß mit Rücksicht auf den Reifeprozeß des Sterbenden unter Kontrolle gebracht werden.

Die ideale Behandlung wäre, wenn die Medikamente gegen die Schmerzen jedem einzelnen Patienten so individuell angepaßt werden könnten, daß er schmerzfrei und bei vollem Bewußtsein bleiben könnte. Entsprechend der inneren Reife des Patienten, je nachdem, wo er im Reifeprozeß des Sterbens steht, hat er einerseits wesentliche innere Arbeit zu bewältigen und anderseits äußere Angelegenheiten zu regeln. Diese seelisch-geistige und soziale Reifearbeit sollte nicht durch einseitig medizinisch-pflegerische Maßnahmen verhindert werden.

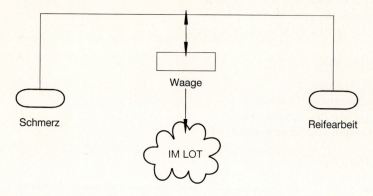

Diese Ausgeglichenheit, dargestellt mit einer Waage, gilt es zu erreichen. Das bedeutet für uns eine wirkliche Herausforderung, der wir in gutem Sinn und Geist zum Wohle des *Patienten* und seiner *Angehörigen* gerecht werden sollten. Die Angehörigen sollen zum jetzigen Zeitpunkt ebenso in die medizinisch-geistig-seelisch-pflegerische Betreuung miteinbezogen werden. Denn ihre physischen sowie psychischen Kräfte werden fast bis zum Rande belastet: Sie brauchen unser Mitfühlen, Mittragen, unsere Unterstützung und großes Verständnis im weitesten Sinne.

Gegen den Schluß hin ist es oft so, daß der Patient stille wird, sein „Atemumkreis", im übertragenen Sinne, verkleinert sich, er mag nicht mehr kommunizieren. Das Hauptgewicht der psychischen Betreuung und physischen Überwachung verlagert sich auf die Angehörigen, die auch nach dem Tod des Patienten noch unserer Begleitung bedürfen.

Wir stehen ihnen bei in der Sterbebegleitung: Die Stille am Patientenbett, ein ruhiges „neben ihm sitzen", die Hand halten, eine Liebkosung über die Stirn, ein Zeichen „ich bin da, du bist nicht allein", absolut ohne Worte, nur durch das „Sein", wirken wie Balsam. Daß der Patient liebe, an ihn gerichtete Worte hört, auch wenn er nicht mehr die Kraft oder das Bewußtsein hat zu antworten, dessen bin ich absolut überzeugt. Dies ist für uns alle wichtig zu beherzigen und weiterzuvermitteln.

Angst

Am Schluß meiner Darstellungen möchte ich über die Angst vor dem Sterben sprechen.

Ein jeder von uns, der sich eines Tages der Schwelle des Todes nähert, mit dem wir uns bekanntlicherweise nicht erst in ernsthaften Krankheitstagen befassen sollten, stellt sich die Frage über das „Wie" des Sterbens.

Ein Patient äußerte einmal folgendes: „Ich habe keine Angst vor dem Tod, aber große Angst vor dem Sterben", eben vor dem „Wie" dieser letzten Strecke zum Ziel, dem Tod. Letzterer wird je nach Religionsauffassung und persönlicher Einstellung als definitiv oder aber als Schwelle in ein neues „Sein" erwartet. Was diese Auffassung anbelangt, glaube ich, daß es nicht unsere Sache sein soll, dem Patienten oder seinen Angehörigen unsere Überzeugung aufzudrängen. Wir sollen den Glauben der Patienten und der Angehörigen respektieren können, jedoch durch unsere innere, individuelle, verschieden gefestigte Glaubenshaltung einen namhaften Halt durch eine gewisse Ausstrahlung vermitteln.

Dem Patienten die Angst vor dem Sterben auszureden, ist absoluter Unsinn. Jeanne Hersch äußerte vor einigen Jahren in einem Referat, das sie in Zürich gehalten hatte, folgendes:

„Wir müssen die Hoffnung hegen,
die Angst, die die Krankheit und das Sterben begleitet,
ertragen zu lernen, sie ist notwendig,
sie muß da sein.

Wir haben den Mut zur Angst verloren.
Wir müssen die Angst legitimieren,
ihr einen Sinn geben."

Abschließend folgt ein Abschnitt aus dem Buch „Reif werden zum Tode" von Dr. E. Kübler-Ross:

„Viel wurde davon geredet, daß man die eigenen Empfindungen kennen müsse, bevor man einem anderen bei den seinen helfen könne. Wie wahr!
Aber für mich gilt, heute habe ich Furcht, und jetzt muß ich sterben. Ihr betretet mein Zimmer und verlaßt es wieder, gebt mir Medikamente und prüft meinen Blutdruck. Liegt es daran, daß ich selbst eine Lehrschwester bin oder einfach nur ein Mensch, daß ich Eure Furcht empfinde? Und Eure Furcht beflügelt meine eigene. Warum habt Ihr Angst? Ich bin es doch, die stirbt!
Ich weiß, Ihr fühlt Euch unsicher, Ihr wißt nicht, was Ihr sagen oder was Ihr tun sollt. Aber glaubt mir bitte, wenn Ihr Euch sorgt, dann könnt Ihr gar keinen Fehler machen. Gebt einfach zu, daß Ihr Euch Sorgen macht. Das ist es in Wirklichkeit, wonach wir suchen. Es mag sein, daß wir Fragen stellen nach Warum und Wozu, aber wir erwarten nicht eigentlich Antwort. Lauft nicht weg, wartet! Alles was ich wissen will, ist, daß da jemand sein wird, um meine Hand zu halten, wenn ich es nötig habe. Ich habe Angst. Der Tod mag für Euch eine Routine werden, aber er ist neu für mich. Vielleicht seht Ihr in mir nichts Einzigartiges, aber ich bin noch nie zuvor gestorben. Für mich ist *einmal* ziemlich einzigartig!
Ihr flüstert über meine Jugend, aber wenn jemand stirbt, ist er dann wirklich noch so jung? Ich habe eine Fülle von Dingen, über die ich gerne reden würde. Es würde wirklich nicht viel von Eurer Zeit beanspruchen, denn Ihr seid ohnehin oft in meinem Zimmer.
Wenn wir nur ehrlich sein könnten, wenn wir nur beide unsere Angst zugeben und einander berühren könnten. Wenn Ihr Euch wirklich Sorgen macht, würdet Ihr dann wirklich soviel von Eurer Professionalität verlieren, wenn Ihr sogar mit mir weintet? Einfach von Person zu Person? Vielleicht wäre es dann nicht so hart zu sterben."

Mit diesen Worten und der Bitte, jedes Mitfühlen und Mittragen auf dem Sterbeweg individuell mit dem betreffenden Patienten zu erleben und unsere eigenen Emotionen nicht zu unterdrücken, möchte ich diesen Beitrag schließen.

Auch wenn es kein Angehöriger von uns ist, mit dem wir das letzte Stück Weg weitgehend gegangen sind, ist es einer unserer Mitmenschen, dem wir haben helfen dürfen, die Schwelle vom Leben in die Ewigkeit zu überschreiten.

Weiterführende Literatur

Betreuung Sterbender Recom, Basel	Bertschi, Bremi, Bunjes, Pfister
Onkologie für Krankenpflege Thieme, Stuttgart	Glaus, Jungi, Senn
Im Angesicht des Leidens	Tournier
Care of the Dying	Lamerton
Was Sterbende brauchen	Sporken
Reif werden zum Tode	Kübler-Ross
Was können wir noch tun	Kübler-Ross
Verstehen was Sterbende sagen wollen	Kübler-Ross
Zuhause sterben	Obermüller

Schmerzbehandlung bei Krebspatienten: die Rolle des Pflegepersonals

Barbara Dicks

Ich höre immer wieder, wie Krankenschwestern sagen, daß ihre Rolle limitiert sei, da das Verschreiben von Schmerzmitteln in den medizinischen Bereich falle. Trotzdem entspricht es der allgemeinen Ansicht, daß a) die pharmakologische Behandlung allein nicht das Endresultat der Schmerzbehandlung ausmacht und daß b) eine wirkungsvolle pharmakologische Behandlung nicht nur eine Sache des guten Rezeptes ist. Es ist meine Absicht, im folgenden die Notwendigkeit eines breiten Konzepts der Schmerzbehandlung zu illustrieren und vor allem die Rolle des Pflegepersonals in der Behandlung von Krebsschmerzen hervorzuheben.

Es gilt als selbstverständlich, daß das Hauptziel der Onkologiepflege hauptsächlich darin besteht, eine Person dahingehend zu unterstützen, trotz Krankheit ein möglichst ausgefülltes Leben zu führen. Überdies erkennen wir alle sicherlich, daß dies nicht einfach auszuführen ist, vor allem nicht, wenn die Krankheit fortschreitet und die Einschränkungen immer mehr zunehmen. In diesem Beitrag möchte ich den Versuch machen, einige der Probleme hervorzuheben, mit welchen wir möglicherweise konfrontiert werden bei der Unterstützung eines Patienten, trotz Schmerzen ein möglichst erfülltes Leben führen zu können.

Betrachten wir diese Probleme unter den folgenden drei Überschriften:
- Die öffentliche Meinung über Krebsschmerzen
- Verlust der Kontrolle über sich selbst
- Iatrogene Probleme

Die öffentliche Meinung über Krebsschmerzen

Patienten werden, was Krebsschmerzen anbetrifft, beeinflußt von den Ansichten ihrer Umwelt. Eine Krebsdiagnose wird immer noch sehr oft nicht nur als Todesurteil, sondern als sehr widerliches und schmerzvolles Ende angesehen. Daß Krebs gleichbedeutend mit Schmerz angesehen wird, zeigt das Widerstreben, mit welchem z. B. folgende Frau ihre Diagnose akzeptiert:

„Da war kein Knoten, und ich dachte doch, man müßte einen Knoten spüren oder so was ähnliches. Und als ich daran drückte ... kein Schmerz. Ich war immer der Ansicht, man würde furchtbare Schmerzen haben. Ich glaubte, falls es Krebs wäre, würde ich das sicher schon merken ... Als die Krankheit zu den Knochen vordrang, habe ich dann etwas Schmerzen gespürt und dachte, also vielleicht habe ich doch Krebs" [5].

Sogar Fachleuchte haben oft ein verzerrtes Bild von Krebsschmerzen. Es wird oft zitiert, daß bei bis zu 85% von Krebspatienten Schmerzen ein wichtiges Symptom sei

[8]. Es darf allerdings nicht vergessen werden, daß Spitaldaten die Vorfälle von Krebsschmerzen überbewerten, da diese einer der Hauptgründe für eine Wiedereinweisung sind [8].

Der Pessimismus, mit dem viele Leute Krebs gegenüberstehen, ist wahrscheinlich teilweise auf das weitverbreitete Mißverständnis zurückzuführen, Krebs sei eine einzige Krankheit. Einzelfälle, die an einer speziell schmerzhaften Art von Krebs mit hoher Sterblichkeitsziffer leiden, werden deshalb oft als repräsentativ für alle Krebspatienten angesehen.

Es wird generell angenommen, daß Schmerz ein Doppelphänomen ist; ein einfaches klinisches Modell stellt ihn bestehend aus zwei Teilen dar: einen wahrnehmenden Teil (effektive physische Wahrnehmung von Schmerz) und einen affektiven Teil (die emotionelle Reaktion zu dieser Wahrnehmung). Man nimmt an, daß der affektive Teil bei chronischen Schmerzen dominiert und vorgefaßte Meinungen betreffend Unausweichlichkeit und Grad der Schmerzen zu zunehmender Angst führen, was wiederum zu einer Intensivierung des Schmerzempfindens führt [1]. Es ist darum äußerst wichtig, daß Krankenpflegepersonen erkennen, daß die Schmerzbekämpfung einer umfassenden Handhabung bedarf, welche *alle* Ursachen von Not, physisch, psychisch, geistig, sozial oder kulturell miteinbezieht.

Verlust der Kontrolle

„Die wissenschaftliche Medizin bewirkt vielfach, daß sich Patienten wie Federn im Wind vorkommen" [5]. Diese Bemerkung, gemacht von einem Onkologen, erinnerte mich daran, daß herkömmliche Behandlungsmethoden oft dazu neigen, Patienten das Gefühl zu geben, sie seien zu Trägern ihrer Krankheit degradiert worden, zu einer Ansammlung von Symptomen, die nur noch durch Experten zu lindern sind.

Zu einem gewissen Grad stimmt es natürlich, daß Krebs und vor allem die Schmerzbekämpfung unweigerlich zu einer verminderten Kontrolle über das Leben des Patienten führen. Eine Aufnahme ins Spital, was immer der Grund auch sei, bedeutet gewissermaßen ein Aufgeben der persönlichen Autonomie; der vorübergehende Verlust von Autonomie für den langzeitlichen Gewinn wird oft zur Notwendigkeit. Jedenfalls sollten Pflegepersonen, welche Patienten mit Schmerzen pflegen, sich der Wichtigkeit bewußt sein, den Kontrollverlust zu minimalisieren, da dies sonst für den Patienten sehr frustrierend ist, seiner Selbstachtung schadet, seine Angst noch fördert und sogar sein Schmerzempfinden erhöht [7].

Wie können wir den Verlust der Kontrolle auf ein Minimum beschränken? Bestimmt ist es für den Patienten eine wichtige Hilfe, bei der Mobilisierung von möglichen Hilfsmitteln, welche ihm den Umgang mit seiner Krankheit erleichtern, unterstützt zu werden. Eine Langzeitstudie, durchgeführt von Poletti et al., die sich damit befaßte, die Ursachen zu finden, welche den Bewältigungsmechanismus beeinflussen, stellte mehrere wichtige Faktoren fest [6]. Ich werde mich auf die zwei beziehen, welche für diese Diskussion speziell zutreffend sind:

1) Die Mobilisierung von Hilfsmitteln bedarf der Information. Information über die Ursachen von Schmerzen, der Grund, warum eine bestimmte Analgesie oder Co-Analgesie gewählt wurde, die Formulierung der Ziele bei der Schmerzbekämp-

fung und die Identifizierung der Interventionsmethoden; all dies müßte *mit* dem Patienten besprochen werden. Das Royal Marsden Hospital hat eine Studie durchgeführt, die den Entwurf einer Schmerz-Einschätzungstabelle enthielt, für den Gebrauch bei chronischen Krebsschmerzen. Die Absicht war, daß die Tabelle die Wahrnehmung des Patienten über seine Schmerzen miteinbezog und wurde deshalb so entworfen, daß der Patient die Tabelle selbst oder durch Mithilfe seiner Krankenschwester vervollständigen konnte. Nebst anderen Dingen hat diese Studie gezeigt, daß bei vielen Patienten die Miteinbeziehung in ihre Schmerzbehandlung geholfen hat, ihr Vertrauen in dieser Hinsicht zu stärken.

Der zweite Faktor, der den Bewältigungsmechanismus von Patienten beeinflußt und von Poletti identifiziert wurde, ist:

2) daß die Mobilisierung von Hilfsmitteln die Beibehaltung der Macht über die Umgebung und über sich selbst bedingt.

Ich glaube, es ist wahr, zu sagen, daß – generell gesehen – Pflegepersonen und Ärzte Gefügigkeit vom Patienten erwarten. Man braucht sich nur eine der vielen Studien anzusehen über Pflegeperson-Patient-Kommunikation oder sich in einer durchschnittlichen Abteilung aufzuhalten, um diese Tatsache bestätigt zu sehen. Wir sind uns alle bewußt, daß in den letzten Jahren so etwas wie eine ablehnende Reaktion gegenüber herkömmlichen Behandlungsmethoden aufgekommen ist, und ich bin überzeugt, der Grund dafür liegt darin, daß nicht nur die Chirurgie, Radiotherapie und Chemotherapie qualvolle Nebenwirkungen hervorrufen könnten, sondern auch darin, daß die Medizin dazu tendiert, eine Person zu entmachten oder, um die früher schon zitierten Worte des Onkologen zu wiederholen, „daß sich Patienten wie Federn im Wind vorkommen". Ich möchte damit natürlich nicht sagen, daß herkömmliche Behandlungsmethoden ungeeignet sind. Was ich sagen möchte ist, daß sie innerhalb eines holistischen Rahmens durchgeführt werden sollten. Mit holistisch meine ich nicht nur die Miteinbeziehung von zusätzlichen Methoden der Schmerzerleichterung. Der holistische Weg mag den Gebrauch von solchen Techniken beinhalten, aber die Techniken selbst sind nicht gleichbedeutend mit Holismus. Holismus heißt den Menschen als Ganzes zu betrachten; die Person, nicht die Krankheit oder die Symptome sollen im Vordergrund der Behandlung oder Betreuung stehen. Es geht darum, dem einzelnen die Selbstbestimmung zu ermöglichen, wieviel Verantwortung er für sich selbst und seine Gesundheit übernehmen will. Ein großer Teil der Skepsis, der die Miteinbeziehung solcher nichtpharmakologischer Interventionen umgibt, ist (in einigen Fällen) auf fehlende Beweise über die Wirksamkeit zurückzuführen. Obwohl ich finde, daß es zu den Aufgaben der Pflegepersonen gehört, zu den Auswertungen solcher Techniken beizutragen, sollte uns der Mangel an fehlenden Beweisen über die Wirksamkeit nicht davon abhalten, solche Interventionen zu benützen. Bestenfalls geben sie dem Patienten ein Maß an Kontrolle zurück, und andernfalls wird ihm eine Abwechslungsmöglichkeit geboten, die dazu dienen kann, die Schmerzen an die Peripherie des Bewußtseins zu setzen [3].

Iatrogene Probleme

Obwohl im Bereich der Schmerzbekämpfung in den letzten 20 Jahren eine Revolution stattgefunden hat, zeigen viele Beweise darauf hin, daß die Art der Krebsschmerzen immer noch mißverstanden wird. Ich möchte einige dieser Beispiele unter dem Oberbegriff „iatrogene Probleme" erwägen.

Nehmen wir z.B. den Plazeboeffekt in Verbindung mit pharmakologischen Methoden der Schmerzbekämpfung. Es wird zunehmend festgestellt, daß bei Medikamenten ein beachtlicher Teil der Wirkung nicht am angenommenen spezifischen Ort auftritt. Zum Beispiel zeigen Doppelblindversuche mit Psychopharmaka und anderen ähnlichen Medikamenten (Medikamente, welche oft gebraucht werden in der Co-Analgesie bei der Bekämpfung von Krebsschmerzen) eine Verbesserung bei Patienten um mindestens 30% (gemessen an verschiedenen Gemütsstimmungen) nach einer Behandlung mit Plazebo [5]. Natürlich möchte ich damit nicht sagen, die pharmakologische Schmerzbekämpfung sei nicht angebracht, sondern ich möchte nur die Tatsache betonen, daß die Wirksamkeit eines Medikamentes nicht nur von der biochemischen Wirkung abhängt, sondern auch sehr viel vom Kontakt zum behandelnden Arzt und zur Pflegeperson. Ich bin überzeugt, daß Pflegepersonen, welche Patienten mit Schmerzen betreuen, einen enormen Plazeboeffekt ausüben, der meiner Meinung nach in signifikanter Weise zu einem analgetischen Spareffekt beitragen kann.

Unwissenheit, was den Gebrauch von Opiaten betrifft, kann mit Recht ebenfalls als ein iatrogenes Problem eingestuft werden.

Zurückhaltung im Gebrauch von Morphium, falls sich ein schwaches Opiat als wirkungslos erweist, basiert normalerweise auf grundlosen Befürchtungen, was Suchtgefahr und Atmungsschwäche anbelangt. Weder Suchtgefahr noch Atemdepression sind vorgekommen bei Patienten, welche über längere Zeit Opiate für Krebsschmerzen erhalten haben [2]. Wir tragen die Verantwortung, diese tiefverwurzelten Mythen über Morphium bei Ärzten und Krankenpflegepersonen als Mißverständnisse aufzuzeigen, was viel unnötiges Leid verhindern kann.

Weil aber die wichtigsten Nebenwirkungen von Morphium unweigerlich Schläfrigkeit, allgemeine Verstopfung und möglicherweise Übelkeit und Erbrechen sind, müssen Kollegen bezüglich Behandlung dieser Symptome aufgeklärt werden, wie auch Patienten und deren Anverwandte der vorsichtigen Aufklärung und Zuversicht bedürfen.

Zum Schluß möchte ich nochmals auf eine früher gemachte Bemerkung zurückkommen, betreffend die Wichtigkeit der entsprechenden Informationsbeschaffung. Die Einsicht ist sehr wichtig, daß nebst dem Bedürfnis nach Information auch das Bedürfnis nach Hoffnung besteht. Hoffnung ist ein entscheidender Faktor, wenn es um die Mobilisierung des „Damit-fertig-werden"-Mechanismus geht. Interessanterweise sind in einer kleinen Studie, ausgeführt in den 70er Jahren von Morris et al. [4], bedeutsame Entdeckungen gemacht worden über den Zusammenhang zwischen geistiger Einstellung und Brustkrebsprognose. In dieser Studie werden die Patientenreaktionen in 4 Kategorien unterteilt: Ablehnung, Kampfgeist, stoische Hinnahme, Hilflosigkeit und Hoffnungslosigkeit. 5 und 10 Jahre nach der Diagnose wurde festgestellt, daß rückfallfreies Überleben bedeutend häufiger war bei Patienten in den Kategorien „Ablehnung" und „Kampfgeist" als bei Patienten der Kategorien „stoische Hinnahme" oder „Hilflosigkeit/Hoffnungslosigkeit". Es ist bezeichnend, festzustellen, daß Patienten, welche Beweise ihrer Krebskrankheit zurückweisen und auch keine Informationen wünschen, genausogut abschneiden in bezug auf das Überleben wie jene, die sich vornehmen, die Krebskrankheit zu besiegen durch

Zusammenfassung all ihrer zur Verfügung stehenden Hilfsmittel und alles über ihre Krankheit wissen wollen.

Dieses scheinbare Paradoxon sollte uns vor Augen führen, wie wichtig die Beachtung des fundamentalen Prinzips der Schmerzbekämpfung ist, und daß wir die Krankenpflege den individuellen Bedürfnissen jedes Patienten anpassen müssen. Dies kann nur geschehen, wenn der Empfänger unserer Pflege im Mittelpunkt steht. Zur wirkungsvollen Schmerzbekämpfung muß die Kontrolle von der Berufsperson zum Patient überwechseln, will man es ihm ermöglichen, seinen verbleibenden Lebensabschnitt so ausgefüllt wie möglich verbringen zu können.

Literatur

1. Gartside G (1986) Alternative methods of pain relief. Nursing 3(11):405–407
2. Hanks GW, Hoskin PJ (1986) Pain control in advanced cancer; pharmacological methods. J R Coll Phys (Lond) 20:276–281
3. McCaffery M (1979) Nursing the patient in pain. Harper & Row, New York
4. Morris T et al (1983) Practising what is preached. National Society for Cancer Relief, London
5. Open University (1985) Experiencing and explaining disease. O.U. Press, Oxford
6. Poletti R (1985) Clinical oncology and cancer nursing. Pergamon Press, Oxford
7. Turton P (1985) When the team doesn't work. Nurs Times 81(12):23
8. Twycross RG, Lack SA (1983) Symptom control in far advanced cancer; pain relief. Pitman, London

Parenterale Ernährung in der Heimpflege

Heidi Schmitt

Rehabilitation des Tumorpatienten unter dem Gesichtspunkt der Ernährung bedeutet zum einen Wiederherstellung seiner körperlichen Funktionen und zum anderen die Wiedereingliederung des Patienten in seine gewohnte Umgebung, seine familiären und sozialen Bindungen.

Von entscheidender Bedeutung für Prognose und Überlebensdauer ist der Allgemeinzustand des Patienten. So sagte Prof. F. Walther, Frankfurt, auf dem 18. Deutschen Krebskongreß in München, daß bei einem Viertel aller Tumorpatienten die zunehmende Reduktion der Körpersubstanz als Todesursache gesehen werden muß. Außerdem wird nur bei gutem Allgemeinzustand Chemo- und Strahlentherapie längerfristig möglich sein und damit Aussicht auf Erfolg haben.

Wenn man sich die Patienten anschaut, zu denen ich gerufen werde – oft, weil der Klinikarzt ohne eine Ernährung des Patienten zu Hause keine Möglichkeit sieht, ihn jemals aus dem Krankenhaus zu entlassen, es sei denn, er nimmt den totalen Verfall des Patienten in Kauf –, so bewahrheitet sich die Aussage von Prof. Walther. Männliche Patienten mit 56 kg Körpergewicht bei 1,70 cm Körpergröße bzw. Patientinnen mit 1,60 cm Körpergröße und 38 kg Gewicht sind keine Seltenheit. In solchen Fällen muß ein riesiges Defizit ausgeglichen werden, bevor für den Patienten eine Eingliederung in sein gewohntes soziales Umfeld möglich wird. Anfangs wird er die meiste Zeit zu Hause zubringen, jedoch nehmen mit zunehmendem Gewicht auch Mobilität und Unternehmungslust zu.

Strahlentherapien, die wegen schlechtem Allgemeinzustand bei vielen meiner Patienten abgebrochen worden waren, lassen sich ohne weiteres ambulant wieder aufnehmen, und es zeigt sich, daß die Patienten gerne zum Bestrahlen in die Klinik fahren, weil sie wissen, sie können sofort nach der Bestrahlung wieder nach Hause gehen. Oft wird aber auch der Bestrahlungstermin mit einem Stadtbummel oder aber mit anderen Aktivitäten verbunden, so daß das „ungute Gefühl" vor und nach der Bestrahlung gar nicht erst aufkommt.

Chemotherapien, für welche in vielen Krankenhäusern schon total implantierbare Kathetersysteme benutzt werden, müssen ebenfalls oft wegen mangelhaftem Allgemeinzustand abgebrochen werden, einfach nur, weil man versäumt, daran zu denken, daß, wo schon ein venöses Kathetersystem liegt, man dieses im chemotherapiefreien Intervall zur Ernährung nützen könnte.

Ein junger Arzt einer gynäkologischen Klinik sagte einmal zu mir: „Ich stehe so hilflos vor den Betten dieser armen Frauen, die immer mehr abnehmen, helfen Sie mir, dieser Hilflosigkeit Herr zu werden."

Damit kommt einer individuellen Ernährungsberatung des Tumorpatienten zentrale Bedeutung zu. Diese Beratung beginnt bereits bei Patienten mit normaler, oraler Nahrungsaufnahme in der Klinik durch das Einschalten einer Diätassistentin, um individuellen Bedürfnissen Rechnung zu tragen und einer einseitigen Ernährung vorzubeugen. So führt regelmäßig die Konfrontation des Patienten mit seiner Diagnose und die Angst vor der Zukunft zu depressiver Verstimmung und dadurch zu fehlendem Appetit. Gespräche mit dem Patienten und seinen Angehörigen, unter Einbeziehung der Diätassistentin sowie eines Psychotherapeuten, können die Situation erheblich verbessern. Auch kann die Diätassistentin einer einseitigen Ernährung vorbeugen, indem Wurst und Fleisch z. B., wogegen sehr oft Aversionen bestehen, durch andere Eiweißträger ersetzt werden. Ebenso kann bei beginnendem Gewichtsverlust die Normalkost durch zusätzliche „Dickmacher" verfeinert und dadurch kalorienreicher gemacht werden. Jede Mahlzeit, schön angerichtet, in Reichweite des Patienten stets „gute Kleinigkeiten", animieren ihn zu öfterem Zugreifen. Kalorienreiche Drinks, wie sie die Pharmaindustrie zur Verfügung stellt, bieten sich ebenfalls an, um zusätzliche Kalorien zuzuführen.

Eine weitere Möglichkeit sind die nährstoffdefinierten und bilanzierten Diäten, die sowohl oral als auch über Ernährungssonden verschiedenster Plazierung verabreicht werden können. Erfahrungsgemäß werden aber vom Patienten oral nicht mehr als 1–2 Flaschen pro Tag akzeptiert. Der andauernde psychische Druck, mehr dieser Diäten trinken zu müssen, um verlorenes Gewicht wiederzuerlangen, führt oft zu totaler Abneigung. Gewichtsverlust, wie er am Anfang meines Beitrages zur Sprache kam, läßt sich also nur schwer durch eine Trinkdiät ausgleichen. Für Patienten, die lediglich ein geringes Gewichtsdefizit ausgleichen oder nur ihr Gewicht halten müssen, sind diese Diäten das Mittel der Wahl, mit dem geringstmöglichen Aufwand.

Für Patienten mit einem hohen Defizit zum Normalgewicht muß der Gewichtsausgleich also durch eine andere Art der Ernährung angestrebt werden.

Zwei Möglichkeiten sind in diesem Fall anzuwenden:

— die Ernährungssonde über den Nasen-Rachen-Raum (herkömmlich als Magenschlauch bezeichnet)
— die perkutan-endoskopische Gastrostomie (kurz PEG genannt).

Zur Ernährungssonde: Das Sondenende liegt entweder im Magen oder aber im Dünndarm. Eine röntgenologische Lagekontrolle ist immer angezeigt, zur Dokumentation, ob das Sondenende im Magen, im Duodenum oder im Jejunum liegt. Die Wahl des Ernährungssubstrates richtet sich nach der Lage der Sonde. So muß bei Lage im Dünndarm eine gut resorbierbare, definierte Diät angewandt werden, die auf keinen Fall über Bolusgabe verabreicht werden darf.

Der Nachteil der herkömmlichen Ernährungssonde liegt darin, daß der Patient schon von weitem als Patient identifiziert werden kann. Die ständige Konfrontation mit Fragen nach der Krankheit rufen diese öfter als nötig ins Bewußtsein zurück. Ein bei Frauen nicht zu vernachlässigender Gesichtspunkt ist der kosmetische Aspekt.

Zur perkutan-endoskopischen Gastrostomie: Bei der PEG wird eine Sonde direkt durch die Bauchdecke in den Magen gelegt. Auch hier ist es, wegen der Wahl des Substrates, wichtig zu wissen, wo die Sonde liegt. Der Patient wird nicht mehr als Patient erkannt und kann sich, wie auch der Patient mit der herkömmlichen Ernährungssonde, mittlerweile durch tragbare Taschen-Pumpen-Systeme den ganzen Tag Substrat zuführen, ohne auf die gewünschte Mobilität verzichten zu müssen.

Reicht auch dies noch immer nicht aus, um eine weitere Reduzierung der Körpersubstanz zu verhindern bzw. sie wieder auszugleichen, bleibt als Ultima ratio die „parenterale Ernährung".

Parenterale Ernährung war lange Zeit nur stationär möglich. Weil jedoch immer deutlicher erkannt wurde, daß es Patienten gibt, für die jeder zusätzliche Tag im Krankenhaus ein verlorengegangener Tag ihres Lebens ist, wurden sowohl in Kliniken, als auch seitens der Industrie Ernährungsteams gegründet, die, auf der Grundlage umfassender Systeme zur Heimernährung, die Schulung, Versorgung und Betreuung dieser Patienten übernehmen.

Wie funktioniert nun konkret „parenterale Ernährung zu Hause?"

Es beginnt bereits in der Klinik. Der behandelnde Arzt fordert die Schwester aus dem Ernährungsteam an, die sowohl zur Klinik gehören, als auch überregional tätig sein kann. Er bespricht mit ihr die vom Patienten abhängigen Möglichkeiten der Heimernährung und legt das Therapieschema fest.

Die Kontaktaufnahme mit dem Patienten und seinen Angehörigen ist der nächste Schritt, bei dem Gewohnheiten erforscht, Wünsche für die Mobilität zu Hause festgelegt und die Versorgungsmöglichkeiten so gründlich abgesprochen werden, daß keine Fragen mehr offen bleiben. Die Wahl des Materials für die Versorgung richtet sich nach diesen Wünschen des Patienten. Nur ein gut informierter Patient, dem alles klar ist, ist offen und konzentriert für den nächsten Schritt, eine Demonstration aller auf ihn zukommenden Handgriffe in seinem Versorgungsablauf. Der Patient muß lernen, seinen Katheter zu pflegen, unter sterilen Bedingungen eine spezielle Infusion vorzubereiten, sie an- und abzuhängen. Oft sind die Patienten nicht in der Lage, sich selbst zu versorgen, nämlich immer dann, wenn der Allgemeinzustand so schlecht ist, daß die Konzentrationsfähigkeit nicht ausreicht, bzw. wenn es dem Patienten durch zu großen Gewichtsverlust nicht möglich ist, das Bett für die Schulungszeit zu verlassen, oder aber wenn er durch krankheitsbedingte Unpäßlichkeiten nicht in der Lage ist, die Bedingungen, die dieses System funktionsfähig machen, zu lernen und sich die nötige Fingerfertigkeit dafür anzueignen. In diesen Fällen wird ein Angehöriger des Patienten geschult; falls es auch keine Angehörigen mehr gibt, nimmt die Schwester vom Ernährungsteam Kontakt mit der zuständigen Gemeindepflege auf. Es findet dann eine Schulung der Gemeindeschwestern statt, so daß auch Patienten ohne Familie, wenn sie nach Hause wollen, nach Hause können.

Ein bis zwei Schulungen, meint mancher Arzt, müßten als Vorbereitungszeit ausreichen. Es klappt auch, wenn, wie eben erwähnt, Schwestern geschult werden; ansonsten zeigt dies, daß mittlerweile zwar schon viele von HPN (Home Parenteral Nutrition) gehört haben, die Bedingungen aber, unter denen dieses System funktioniert, noch unterschätzt werden. Infusion an-, ab- oder umzuhängen wird noch immer als „Kleinigkeit" gesehen. Meist überläßt man diese Arbeit im Klinikbetrieb den Schülern, ja oft dürfen sogar unausgebildete Kräfte mal schnell die Infusion umstecken. Ebenso macht die Katheterpflege mal dieser, mal jener. Hier muß umgedacht werden, gilt es, einen Patienten, der sich parenteral ernähren soll, nach Hause zu schicken.

Das System kann nur dann lange Zeit ohne Infektion funktionieren, wenn schon bei der Schulung des Patienten oder seines Angehörigen weit mehr an Sorgfalt und

Präzision verlangt wird, als es im Klinikbetrieb üblich ist. Dies aber ist in 1–2 Tagen nicht zu erreichen. Zudem dürfen wir nicht vergessen, daß all diese uns geläufigen Handgriffe für medizinische Laien nicht einfach nachvollziehbar sind. Einer Schwester oder einem Pfleger bereitet es keine Schwierigkeiten, Trockensubstrat in einer Ampulle aufzulösen und die somit entstandene Flüssigkeit der Infusion zuzuspritzen. Bis dies einem Patienten steril gelingt, muß schon einige Male geübt worden sein.

Parallel zur Schulung des Patienten werden Klinikarzt und Ernährungsschwester ihre anderen Aufgaben weiterverfolgen. Da gilt es, den Hausarzt zu informieren, die Versorgung des Patienten „zu Hause" ab seiner Entlassung sicherzustellen und vor der Entlassung gemeinsam zu begutachten, ob die erreichte Sicherheit im Umgang mit der Infusion ausreicht. Eine Einverständniserklärung, die nach dieser Begutachtung von dem behandelnden Arzt und allen Beteiligten unterschrieben wird, sichert alle ab und ist das Startsignal für die Entlassung.

Mit dem Tag der Entlassung beginnt die Phase der „Betreuung zu Hause". Die regelmäßige und patientenspezifische Versorgung sicherzustellen, die über eine vom Patienten gewünschte Apotheke abgewickelt wird, ist dabei der bei weitem leichteste Teil der Arbeit. Regelmäßige Besuche beim Patienten zu Hause, meist in 14tägigem Intervall – bei Problempatienten natürlich entsprechend häufiger –, wo für vielfältige, keineswegs nur medizinische Probleme Rat und Hilfe erwartet wird, erfordern oft ein hohes Maß an Einfühlungsvermögen und Kraft der Ernährungsschwester. Telefonische „Ferndiagnosen" und Anweisungen zur Lösung kleinerer technischer Probleme, sollte trotz erfolgreicher Schulung doch mal ein Fehler passiert sein, bedürfen im besonderen Maße der schwesterlichen Pflegeerfahrung. Keine Frage, daß Klinik- und Hausarzt über alle auftretenden Probleme umgehend informiert werden müssen.

Zu welchen Tageszeiten schließlich infundiert wird, bestimmt der Patient – im Rahmen der vom System vorgegebenen Möglichkeiten – weitgehend selbst und kann auf diese Weise die Ernährung seinen individuellen Bedürfnissen und Interessen in Familie und Freizeit anpassen. Mit zunehmender Stabilität seines Ernährungszustandes gewinnt er ein immer größeres Maß an Widerstandskraft, Mobilität und damit Lebensqualität.

Oft wird die Frage aufgeworfen, wie Lebensqualität gemessen werden kann, weil sich ja nur dann exakt erarbeiten läßt, ob überhaupt ein Zugewinn an Lebensqualität bei unseren Patienten erfolgt. Es gibt dafür leider keine Meßliste, keine Parameter. Fest steht jedoch, daß die Erfahrung, die ich in den letzten 3 Jahren machen durfte, in denen ich Patienten betreue, die sich zu Hause künstlich ernähren, die ist, daß nicht das Maß an Lebensqualität für den Patienten wichtig ist, sondern die Möglichkeit, sein Leben wieder – mit allen Beschwerlichkeiten – selbst in die Hände nehmen zu können.

Rehabilitative Aspekte in der Pflege von Patienten mit einer Laryngektomie

ØYVIND NORDBØ

Das Larynxkarzinom macht ca. 3–5% aller Krebskrankheiten aus. Es befällt ca. 10mal häufiger Männer als Frauen und wird am meisten im Alter von 50–65 Jahren beobachtet. Risikofaktoren, die zu einer erhöhten Anfälligkeit für ein Larynxkarzinom führen, sind chronisch irritierende Faktoren, wie Alkoholabusus, Überanstrengung der Stimme, chronische Laryngitis und hoher Zigarettenkonsum.

Da die Annäherung der Stimmbänder während des Sprechens durch die Präsenz des Tumors gestört wird, ist das vorherrschendste Symptom Heiserkeit oder Stimmveränderung (Intrinsic-Larynxkarzinom).

Das Larynxkarzinom kann jedoch auch an anderen Stellen des Kehlkopfs auftreten (Extrinsic-Larynxkarzinom). In diesem Fall erscheinen möglicherweise keine Frühsymptome, das Trinken von sauren Säften oder heißer Flüssigkeit führt evtl. zu Brennen und zu Schmerz in der Kehle. Spätsymptome sind Schmerzen um den „Adamsapfel" herum, zunehmende Atemnot, vergrößerte zervikale Lymphknoten infolge von Metastasierung.

Die Behandlung wird entsprechend der Größe des Tumors, der Lokalisation und dem Vorhandensein von Metastasen festgelegt. Wenn das Larynxkarzinom früh entdeckt wird, kann der Patient heute durch die Anwendung einer Strahlentherapie leicht geheilt werden.

Eine chirurgische Behandlung, meist in Form einer totalen Laryngektomie, welche die totale Entfernung des Larynx, der Stimmbänder und der Schildknorpel beinhaltet, wird dann nötig, wenn die Krankheit so weit fortgeschritten ist, daß ein ganzes Stimmband oder gar die Gegenseite davon befallen ist. Die operative Behandlung, oft in Kombination mit Radiotherapie, ist meistens die Therapie der Wahl für Patienten mit fortgeschrittenen Larynxkarzinomen. Selbst bei diesen ist die Heilungsrate sehr hoch.

In vielen Ländern gibt es Vereinigungen von Laryngektomierten, die sog. Clubs der „Stimmlosen" oder der „Neuen Stimmen". Viele von ihnen sind verbunden mit der internationalen Vereinigung der Laryngektomierten. 1986 führten sie in Barcelona den 4. Weltkongreß durch.

Rehabilitation mag definiert werden als Unterstützung der Person zur Erreichung der höchsten Stufe von physischem, emotionalem und sozialem Wohlbefinden. Eine rehabilitative Betreuung von Laryngektomierten verlangt, nebst der aktiven Beteiligung des Patienten selbst, seiner Familie und seinen Freunden, den Laryngologen, den Sprachtherapeuten, den Sozialarbeiter, die Krankenschwester und eine Person, die eine Laryngektomie hinter sich hat. Es gibt viele Aspekte der Rehabilitation in der Pflege von Laryngektomierten, die unsere Aufmerksamkeit verdienen. In der Folge werden mögliche Konsequenzen einer Laryngektomie aufgezeigt, welche für den Patienten und seine Familie erfolgen können. Anschließend wird auf einige Aufgaben eingegangen, die wir als Krankenschwestern oder andere Mitglieder von Gesundheitsberufen in der rehabilitativen Betreuung dieser Patienten haben.

1. Rehabilitation in bezug auf Laryngektomie umfaßt sprachliche, physische, soziale und psychische Rehabilitation. Diese Aspekte haben alle Einfluß auf die Lebensqualität. In diesem Zusammenhang muß daran gedacht werden, daß der Zustand der Kehlkopflosigkeit verschiedene Bedeutungen und Konsequenzen für eine individuelle Person haben kann. Im weiteren muß unser Ziel mehr in Richtung Lebensqualität gerichtet sein, als in Richtung Lebensquantität. Wenn der ganze Larynx entfernt werden muß, wird das Ende der Trachea an die Haut genäht, um ein Tracheostoma zu erstellen, welches den Luftweg garantiert. In diesem Sinne führt die Laryngektomie zu einer physischen Dysfunktion und zu einem veränderten Aussehen.

Es ist interessant, die Probleme zu betrachten, welche als Folge der Dysfunktion und der Veränderung auftreten, weil diese Probleme als hintergründige Faktoren angeschaut werden können die zur Benötigung psychischer und sozialer Rehabilitation führen.

Wenn eine Person darüber informiert wird, daß es nötig ist, die Stimmbänder zu entfernen, um die Krebskrankheit zu behandeln, ist sie gezwungen, in eine Zukunft ohne normale Sprache zu schauen. Sie wird nicht mehr fähig sein zu singen, lachen oder zu pfeifen. Der Verlust der Stimme kann eine sehr dramatische Konsequenz des chirurgischen Eingriffs sein und mag oft als das Schlimmste, was je passieren könnte, empfunden werden. Es wird Einfluß haben auf das „body image" der Person, die soziale Rolle und öfters auch auf die Möglichkeit, weiter arbeiten zu können.

Was kann getan werden, um einer Person zu helfen, wieder kommunizieren zu können? Zwischen 60–80% aller Laryngektomierten wird die Sprachtherapie ermöglichen, wieder fähig zu werden, eine sozial akzeptable Ösophagussprache zu lernen. Es scheint wichtig, daß Sprachtherapie so früh wie möglich postoperativ erfolgt. Ältere Personen haben oft mehr Schwierigkeiten, eine verständliche neue Sprache zu lernen als jüngere [17].

Normalerweise wird die Ösophagussprache nach ein paar Monaten automatisch. Dies heißt, daß die Person nicht mehr darüber nachdenken muß, wie sie mit der Atmung umzugehen hat vor dem Sprechen etc. Einige Monate können in dieser Zeit jedoch sehr lang sein. Es gibt verschiedene Gründe, warum Laryngektomierte unfähig sind, eine Ösophagussprache zu erlernen. Diese umfassen Emphysem, Gehörverlust, Asthma, Ösophagusstenose und Ablehnung. Viele dieser Patienten versuchen dann mit Gebrauch eines Elektrolarynx eine neue Sprache anzuwenden. In einigen Spitälern wird eine dritte Methode des Wiedererlernens des Sprechens durch den Gebrauch einer Stimmprothese, wie z.B. der Blom-Singer-Prothese, angeboten. Dies ist eine Silikonprothese, welche tracheoösophageal eingelegt wird. Beim Gebrauch dieser Prothese wird der Laryngektomierte befähigt zu sprechen, weil die Luft während der Exspiration durch die Prothese in den Ösophagus gelangt. Dies ist deshalb möglich, weil das Stoma während der Exspiration bedeckt ist, sei es durch eine Tracheostomaklappe oder durch einen Knopf, den der Laryngektomierte hält [7].

Rehabilitation in bezug auf neue Selbstpflegeaktivitäten ist nötig wegen der neuen Luftwegöffnung, dem oftgenannten „Loch im Hals".

Weil die Luft direkt in die Trachea eindringt, ohne daß sie durch die Schleimhaut des oberen Respirationstraktes angewärmt und angefeuchtet wird, scheidet der Tracheobronchialbaum große Mengen von Schleim aus. Deshalb leidet der Patient häufig unter Husten und mag gestört sein durch laute Atmung. Dies dauert so lange, bis die Tracheobronchialschleimhaut sich der veränderten Physiologie des Patienten angepaßt hat. Befeuchtung ist möglicherweise der wichtigste Faktor, um die Produktion von Schleim und Verkrustung um das Stoma herum zu reduzieren. Die Feuchtigkeit kann erhöht werden durch den Gebrauch von Luftbefeuchtern, schützenden Halsbedeckungen oder schmalen Reservoirs, die direkt an der Kanüle angebracht werden können. Ein Halsschutz sollte auch getragen werden, um den Luftweg gegen Staub und verschmutzte Luft zu schützen. Weil die Luft nicht mehr durch die Nase zu den olfaktorischen Organen gelangt, muß sich der Laryngektomierte bewußt sein, daß Geschmacks- und Geruchssinn für eine Weile nach der Operation eingeschränkt sind. Ein anderer Faktor, den er in seinem neuen Alltagsleben zu berücksichtigen hat, ist das Vorbeugen des Eindringens von Wasser in das Stoma während des Badens, Duschens und Rasierens. Information in bezug auf Probleme, welche durch den Verlust der Glottisschließung entstehen (in Folge der Larynxentfernung) werden leicht vergessen. Verdauungsprobleme wie Verstopfung infolge der reduzierten Kapazität der Bauchmuskeln mögen, wenn keine Vorsichtsmaßnahmen getroffen werden, daraus resultieren. Laryngektomierte verlieren ebenso die Fähigkeit, schwere Objekte zu heben und zu tragen, weil der Larynx die Funktion der Thoraxfixation hat [3].

Ketil Natvig, ein Laryngologe am National Hospital in Oslo, führte während einer Zweijahresperiode eine soziomedizinische Untersuchung an 189 als von ihrem Krebs geheilt betrachteten Laryngektomierten durch [15–19].

In einem der 5 Artikel, die im Zusammenhang mit dieser Untersuchung publiziert wurden, beschreibt er einige interessante Daten in bezug auf die Erfahrungen von Laryngektomierten und ihren Ehepartnern nach dem Verlassen des Spitals. Der Verlust der Sprache und praktische Probleme im Zusammenhang mit der Stomapflege wurden bei 75% der Patienten als größtes Problem bezeichnet. Von den Ehepartnern empfanden 19% den Verlust der Stimme als das größte Problem. 34% bezeichneten die Stomapflege und 16% die Ängstlichkeit und Unsicherheit in bezug auf Stomapflege als das größte Problem [16].

2. *Die Konsequenzen* der Laryngektomie für die Familie sind abhängig von vielen Faktoren, die den Rehabilitationsprozeß beeinflussen. Ängstlichkeit und Unsicherheit mögen hier als Schlüsselwörter dienen.

Während der Hospitalisation erhält der Laryngektomierte Informationen über Vorsichtsmaßnahmen und andere wichtige Dinge im Zusammenhang mit seinem neuen Zustand. Unsere Bereitschaft, Informationen zu geben und mit der Familie zu kommunizieren, ist von großer Wichtigkeit, wollen wir ihnen helfen, eine wirkliche Stütze für den Laryngektomierten zu werden. Man kann oft hören, daß Patienten gute Unterstützung erhielten, aber die Unterstützung durch Familie und Freunde vermißten. Eine angepaßtere Zielsetzung mag deshalb zur Diskussion stehen: Wie können wir die Familie und Freunde des Laryngektomierten unterstützen? Dabei muß ebenfalls berücksichtigt werden, daß die Familie ein soziales Netz darstellt, in welchem die Mitglieder bestimmte Rollen haben [22]. Die neue Rolle des Laryngektomierten wird deshalb das Leben aller anderen in der Familie beeinflussen. Eine Ehefrau sagte einmal, daß sie so verängstigt war, als sie ihren Ehemann nach der Operation das erste Mal sah, daß sie keine Möglichkeit sah, ihn zu sich nach Hause zu nehmen. Wir dürfen nicht vergessen, daß eine Laryngektomie ein sehr radikales chirurgisches Vorgehen darstellt und daß wir darum Familienmitgliedern, Freunden und Kollegen die Möglichkeit geben sollten, alle ihre Gefühle und Ängste in diesem Zusammenhang zu äußern.

3. *Rehabilitative Aspekte* des Laryngektomierten. Vorgängig wurden die Konsequenzen einer Laryngektomie, die für den Patienten und seine Familie auftreten mögen, dargestellt. Krankenschwestern und Sozialarbeiter haben ebenfalls Angst und negative Gefühle im Zusammenhang mit der Betreuung dieser Patienten. Einer der ersten Schritte, um diese Reaktionen zu reduzieren, ist ein Klima zu schaffen, in welchem diese negativen Gefühle und Ängste unter den Krankenpflegepersonen ausgedrückt werden können. Es muß daran gedacht werden, daß Rehabilitation mit einer bestimmten Haltung beginnt. Unsere Reaktionen und Einstellung als Krankenpflegepersonen dienen als Rollenmodell, das unsere Akzeptanz des Patienten, ungeachtet seines Defekts, demonstriert [4].

Rehabilitative Pflege kann ungeachtet der Prognose und des Zustandes des Patienten gestaltet werden. Barbara Madden beschreibt drei verschiedene Rehabilitationsziele: 1. die Person erreicht den Zustand vor dem Eingriff und bleibt ohne Behinderung; 2. die Person lernt mit der Behinderung zu leben; 3. der Person kann geholfen werden, Komplikationen vorzubeugen, selbst wenn die Krankheit fortschreitet und die Funktionsfähigkeit abnimmt [9].

Die letzten zwei Ziele sind oft relevant in der Pflege von Laryngektomierten. Der Zeitpunkt der Rehabilitation beginnt, wenn die Person über die Kehlkopfentfernung informiert wird und sich bewußt werden muß, daß sie nicht mehr so wie vorher leben können wird. Es ist deshalb unabdingbar, daß rehabilitative Aspekte in der Pflege von Laryngektomierten beinhalten müssen, daß Patient und Familie informiert sind und daß ihnen geholfen wird, mit dem Streß, der von dieser Situation ausgelöst wird, fertigzuwerden. Dazu kommt das Vermitteln von Aktivitäten, die die Selbständigkeit des Operierten fördern. Die individuellen Reaktionen auf den Streß können nicht vorausgesehen werden; man sagt, daß dieser die Lernfähigkeit blockiere.

In der Pflege von Laryngektomierten müssen wir wissen, daß der Faktor einer guten präoperativen Information den Schweregrad von postoperativen Komplikationen senkt. Es ist ebenso wichtig zu berücksichtigen, daß die Patienteninformation bedeutend mehr darstellt als nur die Präsentation von Fakten. Berücksichtigt werden sollen auch die individuellen Patientenbedürfnisse, beeinflußt durch seine Erfahrungen in der Vergangenheit, seine Prioritäten, Werte, sein Wissen und, vielleicht das Wichtigste, was er zu akzeptieren gewillt ist oder zu ändern fähig ist.

Die wichtigste Quelle von Information scheint der Laryngektomierte selber, sofern er gut rehabilitiert ist. Er kann einem Mitpatienten erzählen, wie es wirklich ist, durch das „Loch im Hals" zu atmen und kann auch zeigen, daß es möglich ist, nach einer Laryngektomie weiterzuleben. Dies führt zur Schlußfolgerung, welche hier und überall angewendet werden kann, wo über Pflege und Rehabilitation gesprochen wird: Wirklich professionell zu sein bedeutet menschlich zu sein.

Weiterführende Literatur

1. Ahana DY, Takeuchi A (1978) Rehabilitation in cancer: Concepts and application. In: Burkhalter PK, Donley DL (eds) Dynamics of oncology nursing. McGraw-Hill, New York
2. Bahnson CB (1975) Psychologic and emotional issues in cancer: The psychotherapeutic care of the cancer patient. Sem Oncol 2:293-308
3. Blues K (1978) A framework for nurses providing care to laryngectomy patients. Cancer Nurs 1:441-446
4. Denning DC (1982) Head and neck cancer: Our reactions. Cancer Nurs 5:269-273
5. Dropkin MJ (1979) Compliance in postoperative head and neck patients. Cancer Nurs 2:379-384
6. Dropkin MJ (1981) Development of a self-care teaching program for postoperative head and neck patients. Cancer Nurs 4:103-106
7. Harris LL, Kraege J (1986) After T-E puncture: Relearning to speak. Am J Nurs 86:55-58
8. Harris RB, Hyman RB (1984) Clean vs sterile tracheotomy care and level of pulmonary infection. Nurs Res 33:80-85
9. Madden BW (1973) Rehabilitation; principles, philosophy, pracice. In: Proceedings of the National Conference on Cancer Nursing (1973). American Cancer Society, New York, pp 87-93
10. Maxwell MB (1982) The use of social networks to help cancer patients maximize support. Cancer Nurs 5:275-281
11. McHatton M (1985) A theory for timely teaching. Am J Nurs 85:798-800
12. Memorial Sloan-Kettering Cancer Center, Head and Neck Nurse Practice Committee (1977) Self care guide for the head and neck patient. MSKCC, New York
13. Miller A (1985) When is the time ripe for teaching? Am J Nurs 85:801-805
14. National Cancer Institute, USA (1981) What you need to know about cancer of the larynx. NIH Publication No 82-1568, Maryland
15. Natvig K (1983) Laryngectomees in Norway. Social, personal and behavioral factors related to present mastery of the laryngectomy event. J Otolaryngol 12:155-162
16. Natvig K (1983) Laryngectomees in Norway. Pre-operative conselling and postoperative training evaluated by the patients and their spouses. J Otolaryngol 12:249-254
17. Natvig K (1983) Laryngectomees in Norway. Pre- and postoperative factors of significance to esophageal speech acquisition. J Otolaryngol 12:322-328
18. Natvig K (1983) Laryngectomees in Norway. Social, occupational and personal factors related to vocational rehabilitation. J Otolaryngol 12:370-376
19. Natvig K (1984) Laryngectomees in Norway. Problems in everyday life. J Otolaryngol 13:15-22
20. Norwegian Cancer Society (1986) Laryngectomert - uten strupehode. 0253 Oslo 2, Norway
21. Oermann MH, McHugh NG, Dietrich J, Boyll R (1983) After a tracheostomy: Patients describe their sensations. Cancer Nurs 6:361-366
22. Tringali CA (1986) The needs of family members of cancer patients. Oncol Nurs Forum 13:65-70
23. Ziemer MM (1983) Effects of information on postsurgical coping. Nurs Res 32:282-287

Ein Programm kontinuierlicher Pflege bei sterbenden Krebspatienten mit Schmerzen

Vittorio Ventafridda und Alberto Sbanotto

Einleitung

Nach Angaben der WHO leiden mehr als 60% der sterbenden Krebspatienten an Schmerzen [7]. Jedes Jahr wird bei beinahe 6 Mio. neuen Patienten Krebs diagnostiziert, und mehr als 4 Mio. sterben daran. Viele dieser Patienten sind oft arm, alleine, mangelhaft durch ihre Angehörigen betreut oder auch überbehütet, in der Hoffnung, die Gesundheit durch die Konsultation vieler Spezialisten oder die Inanspruchnahme sinnloser Therapien wiederzuerlangen. In Anbetracht dieser Probleme erstellten wir 1977 eine Continuing Care Unit (CCU), innerhalb des Schmerzbehandlungsdienstes des National Cancer Institute (NCI) von Mailand. Seit 1981 werden die Aktivitäten der CCU durch ein Heimpflegeprogramm (HCP = Home Care Program) ergänzt; dadurch wird versucht, die Lücke zu füllen, die oft entsteht, wenn Krebspatienten das Spital verlassen.

Die Continuing Care Unit (CCU)/Abteilung für umfassende Pflege

Diese Abteilung ist bestimmt für Krebspatienten in fortgeschrittenen Stadien und ihre Familien, speziell unter folgenden Umständen:

- schwer behandelbarer Schmerz oder andere Symptome,
- schwierige soziale und/oder finanzielle Situation,
- spezielle psychoaffektive Aspekte, die die Lebensqualität beeinflussen.

Die CCU ist in zwei Teile eingeteilt:
a) Spitalinterner Dienst des NCI (National Cancer Institute)

Ambulanter Service, der gehfähigen Patienten (oder in ihrer Abwesenheit ihren Angehörigen) Unterstützung anbietet; er umfaßt zwei Inhalte:
1) Erfassung: Eine Krankenschwester evaluiert die Intensität des Schmerzes, die Nebenwirkungen der Therapie und mögliche andere Probleme.
2) Das therapeutische Vorgehen: Der Arzt macht einen Vorschlag im Gespräch mit dem Patienten und seiner Familie; wenn nötig, schlägt er eine kurze Hospitalisation für eine neurolytische Behandlung oder eine medikamentöse Einstellung vor; unter bestimmten Umständen kann der Patient in das Heimpflegeprogramm aufgenommen werden.

Psychologische Unterstützung ist jederzeit verfügbar und Beratungen werden in den klinischen Abteilungen des NCI angeboten.

Hospitalisation: Eine kleine, 4-Betten-Abteilung ist verfügbar für kurze Eintritte; dies kann nötig sein für neurolytische Behandlungen, medikamentöse Einstellung oder manchmal, um Angehörige für eine kurze Zeit zu entlasten.

Forschung: Diese betrifft vor allem die Behandlung von Schmerzen und somatische und psychologische Symptome bei fortgeschrittener Krebskrankheit.

Ausbildung: Diese betrifft die wissenschaftliche und kulturelle Aus- und Weiterbildung von Ärzten und Krankenschwestern.

b) Spitalexterne Dienste des NCI

Heimpflegedienst: Dieser ist bestimmt für gehunfähige Patienten, die in der Umgebung von Mailand wohnen.

Freiwilliger Dienst: Dieser umfaßt ca. 70 freiwillige Helfer von der italienischen Krebsliga. Der freiwillige Dienst ergänzt den medizinischen durch den menschlichen und psychischen Beitrag.

Schulung: Das Ziel dieser ist die Verbreitung der CCU-Philosophie unter medizinischem und nichtmedizinischem Personal im Gesundheitsdienst (Freiwillige, Angehörige).

Funktionelle Aspekte

Die CCU ist zuständig für Mailand und Umgebung, jedoch viele Patienten (ca. 60%) kommen aus anderen regionalen und nationalen Gegenden. Die Frequenz liegt bei ca. 2300 ambulanten Patientenbesuchen und ca. 1480 Interventionen pro Jahr. Etwa 250–300 Patienten pro Jahr erhalten Heimpflege, dies nur in der Gegend von Mailand. Das Heimpflegeprogramm verfügt selber über 50–70 Volontäre pro Jahr, welche mindestens je 6 h pro Woche und je zwei Besuche pro Woche anbieten.

Eine solche Form von Aktivität bedarf eines großen Teams.

Der spitalinterne Dienst des NCI wird geleitet durch:

Chefarzt: Er koordiniert alle CCU-Aktivitäten, speziell wissenschaftliche Forschung und Ausbildung; er prüft das therapeutische Vorgehen und führt die neurolytischen Behandlungen durch.

Assistent: Er ist verantwortlich für die CCU und die Aktivität der Ärzte sowie für die wissenschaftliche Forschungsplanung; er führt neurolytische Techniken durch. Wenn nötig, vertritt er den Chef.

Ärzte mit spezieller Ausbildungsfinanzierung: Sie kümmern sich um die Aktivitäten der ambulanten Patienten und beraten das NCI. Sie nehmen teil an wissenschaftlicher Forschung und Ausbildung.

NCI-Krankenschwestern: Sie empfangen die Patienten und entscheiden über den ersten Besuch. Sie erfassen die Daten bezüglich Krankheitssymptomen und arbeiten auch für Forschung und Schulung.

Psychologen: Sie arbeiten eng zusammen mit den Ärzten, Schwestern, Volontären und Patientenangehörigen; sie evaluieren Teambeziehungen und Rollenverhalten. Sie arbeiten zusammen mit anderen NCI-Departementen bezüglich psychologischen Aspekten von Krebskrankheiten.

Die spitalexternen NCI-Dienste werden betreut durch:

Speziell dafür finanzierte Ärzte; sie arbeiten Seite an Seite mit den Gemeindekrankenschwestern.

Gemeindekrankenschwestern: Sie sind die wichtigsten Mitglieder des HCP. Sie machen den ersten Besuch zu Hause zusammen mit dem CCU-Arzt; sie informieren Patienten und ihre Angehörigen über den CCU-Arzt, Dienstleistungen und über Medikamentenverabreichung; sie nehmen teil am wöchentlichen CCU-Meeting, wo sie ihre Schwierigkeiten vorstellen und diskutieren können. Sie rapportieren über Symptome der Patienten anhand einer Krankengeschichte. Sie organisieren und kontrollieren die Tätigkeiten der Freiwilligen.

Freiwillige: Diese arbeiten in engem Kontakt mit der CCU; sie besuchen Aus- und Weiterbildungskurse und auch die wöchentlichen Meetings. Sie haben keine medizinischen Verantwortungen, aber sie versuchen die Lebensqualität der Patienten zu verbessern durch Beschäftigungstherapie, Unterstützung bei der Hausarbeit und durch ihre Anteilnahme.

Sozialarbeiter: Er beschäftigt sich mit technischen, bürokratischen und finanziellen Problemen in bezug auf Bereitstellung von medizinischem Material, Spitalzubehör (Betten, Rollstühle etc.) für die Wohnung des Patienten; er interessiert sich für die sozialen und finanziellen Probleme des Patienten und seiner Familie und versucht so schnell wie möglich das Nötige anzubieten, um das Wohlbefinden zu erhöhen.

Psychologen: Diese unterstützen die Aktivitäten der CCU direkt (Meetings, Ausbildung) und indirekt (Anwesenheit bei den wöchentlichen Meetings, Evaluation der Interaktionen zwischen den Berufsgruppen etc.). Sie unterstützen Volontäre mit psychologischer Hilfe, wenn sie Probleme oder Schwierigkeiten in der Begegnung mit dem Patienten und seiner Familie haben. Auch die Angehörigen können den Dienst der Psychologen der CCU in Anspruch nehmen.

Patienten und ihre Familien: diese werden als aktiver Teil der CCU bezeichnet. Sie erhalten Aufklärung, entsprechend dem individuellen Fall, über Pathologie und therapeutische Methoden. Sie erhalten das Wissen über die CCU-Prinzipien und Ziele.

Das Heimpflegeprogramm (Home Care Program = HCP)

Das HCP ist komplett integriert in die CCU. Es wurde aufgrund der ersten Bedürfnisse geschaffen:

– Kontrolle und Titration der Medikamentenverabreichung bis zum Tod des Patienten zu Hause;
– Versorgung mit den nötigen Personen und Mitteln, um eine kontinuierliche, organisierte Heimpflege zu gewähren;
– die Vertretung der korrekten und nötigen Information gegenüber praktizierenden Ärzten und Gesundheitsdiensten.

Die Hauptziele des HCP sind:

– den Patienten solange als möglich in seiner Familie belassen zu können;

- die Familie des Patienten in den letzten Lebenswochen psychologisch, sozial und finanziell zu unterstützen;
- die Wünsche des Patienten und seiner Familie zu verstehen und zu erfüllen;
- die Angehörigen des Patienten informieren, daß sie ein aktiver Teil des Behandlungsteams sind;
- die Existenz zu vermenschlichen und die letzten Tage eines Lebens zu würdigen; Sinn und Erfüllung bis zum letzten Moment zulassen;
- Treffen unter Angehörigen und anderen Teammitgliedern fördern, um die besten Strategien für ein bestmögliches Patientenwohlbefinden zu schaffen;
- die Notwendigkeit einer Neuorientierung evaluieren;
- mit den Angehörigen Trauer und Leid tragen, speziell, wenn der Tod bevorsteht;
- der Familie während der Trauerzeit zu helfen;
- die verschiedenen Probleme verarbeiten, unter Einbezug verschiedener sozialer Institutionen.

Ein Patient wird in das HCP-Programm aufgenommen, wenn er nicht mehr fähig ist, in die Ambulanz der CCU-Dienste zu kommen, speziell, wenn die Therapie Morphin und andere Narkotika beinhaltet. Es sind:

- bettlägerige Krebspatienten mit fortgeschrittenem Leiden, die bereits bekannt sind;
- bettlägerige Krebspatienten mit fortgeschrittenem Leiden, die vom NCI in Mailand oder anderen Spitälern entlassen werden mit der Bezeichnung, daß sie unheilbar seien;
- alle Patienten mit speziellen Therapien (z.B. subkutane, peridurale, subarachnoidale Narkotika) und die in der näheren Umgebung wohnen.

Wir privilegieren die Patienten, die in ärmlichen, schwierigen sozialen und finanziellen Verhältnissen und/oder ohne Familienunterstützung leben. Die durchschnittliche Überlebenszeit der Patienten ist ca. 6 Monate vom ersten Ambulanzbesuch an und ca. 2 Monate für die Heimpflegepatienten. Wir begegnen vielen Problemen bei dieser Art von Dienstleistung. Wir versuchen, diese zu umgehen durch folgende Punkte:

- Unterteilung der Stadt in verschiedene Behandlungsgebiete, jedes einer Gemeindekrankenschwester zugeteilt.
- Informieren der Allgemeinpraktiker über die Prinzipien der CCU durch direkte Kontaktnahme oder durch Prospekte.
- Versuch, mit den Angehörigen auf einer Vertrauensbasis zu verhandeln, z.B. Zerstörung der mythischen Vorstellungen von Morphin als Medikament.
- Wenn nötig, Patient und Angehörigen psychologische Unterstützung anbieten.
- Organisieren eines Ausbildungsprogramms, dessen grundlegende Aspekte folgende sind:
  das wöchentliche Meeting des CCU-Teams,
  Unterrichtsstunden für Krankenschwestern,
  Unterrichtsstunden für freiwillige Helfer,
  Meetings, Konferenzen, Diskussionen.

Ein Programm kontinuierlicher Pflege bei sterbenden Krebspatienten mit Schmerzen

Resultate und Schlußfolgerungen

Alleine in Mailand sind jährlich 2000 Familien betroffen von sozialen und psychologischen Problemen, wenn einem Angehörigen Krebs diagnostiziert wird. 1981, als das HCP gegründet wurde, wurden 30 Patienten durch 1 Krankenschwester betreut; 1982 waren es 150 Patienten und 2 Krankenschwestern, 1983 über 300 Patienten durch 4 Schwestern. Derzeit verfügt das HCP über 5 Schwestern, welche je zwischen 5–12 Patienten betreuen. Dies bedeutet, daß das HCP jeweils 40–50 Patienten mit Angehörigen betreut.

1984 wurden 50 Patienten mit fortgeschrittenen Krebskrankheiten und Schmerzen untersucht [10]. Wir wollten den Unterschied in der Kontrolle über den Schmerz

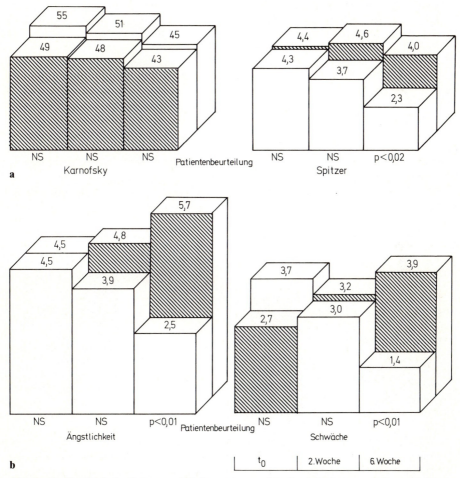

Abb. 1a–d. Vergleich der Lebensqualitätsbewertung, erfaßt durch Patienten mit fortgeschrittener Krebserkrankung und Schmerzen sowie ihrer Familien, mit und ohne Heimpflegeprogramm über 6 Wochen. **a** Allgemeinzustand, **b** Ängstlichkeit/Schwäche, **c** moralische Verfassung/Nebenwirkungen, **d** Ängstlichkeit/moralische Verfassung. ▨ 32 Patienten mit Heimpflegeprogramm; ☐ 16 Patienten ohne Heimpflegeprogramm. Modifiziert nach [10].

und die Lebensqualität abschätzen und quantifizieren bei den Patienten, die im HCP-Programm waren und bei solchen, die, aufgrund ihres Wohnsitzes, alleine durch ihre Angehörigen betreut wurden [10]. 33 Patienten wohnten in Mailand und wurden ins HCP-Programm aufgenommen, während die anderen 17 (außerhalb Mailands) durch ihre Familien betreut wurden. Die Patienten wurden gebeten, einen Fragebogen [4, 9] auszufüllen, und die Familie sammelte diese Bogen während

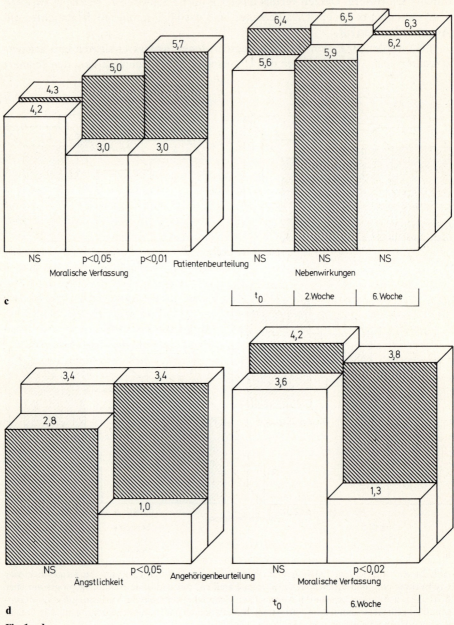

Fig. 1c, d

der ganzen Zeit zu Hause. In der Studie wurden die Fragebogen in der Woche 0, Woche 2 und Woche 6 untersucht. Die Fragebogen enthielten folgende Daten:

- Schmerzskala [8],
- Allgemeinzustand (Karnofsky) [1],
- Lebensqualitätsindex (Spitzer) [6],
- Schwäche, Laune, Ängstlichkeit, Nebenwirkungen, erfaßt durch eine Linearanalogskala (LASA) [5].

Auch die Familienangehörigen drückten ihre Meinung aus in der Skala in bezug auf persönliche Ängste und allgemeine psychische Verfassung in der Woche 0 und am Ende der 6. Woche.

Von 2 Patienten wurden die Daten weggelassen, weil sie vor dem Ende der Auswertung starben (einer pro Gruppe). Die Daten von 48 Patienten, durch die 6 Wochen hindurch gesammelt, zeigten interessante Ergebnisse. Die Schmerzskala sank gesamthaft gesehen in beiden Gruppen während der Periode vom Anfang bis zur 6. Woche. In der 2. Woche wurde jedoch ein signifikanter Unterschied zugunsten der Heimpflegegruppe festgestellt ($p<0,05$).

Der Allgemeinzustand sank leicht während der Studienperiode, und es gab nur wenig Unterschiede zwischen den beiden Gruppen (Abb. 1a).

Die Lebensqualität blieb unverändert bei der Heimpflegegruppe, während diese bei der anderen Gruppe sich progressiv verschlechterte. In der 6. Woche war die Differenz statistisch signifikant ($p<0,02$).

Abbildung 1b zeigt, daß Ängstlichkeit und Schwäche im Heimpflegeprogramm reduziert sind, der Unterschied ist in der 6. Woche signifikant. Auch die moralische Verfassung war in dieser Gruppe besser (Abb. 1c) und bezüglich Nebenwirkungsausmaß ergab sich kein Unterschied. Die moralische Verfassung der Familienmitglieder wurde in der Gruppe mit Heimpflegeprogramm als besser bezeichnet (Abb. 1d).

Diese Resultate zeigen, daß das HCP, eingeschlossen in die CCU, sehr sinnreich sein kann bei der Pflege und Betreuung von Patienten mit fortgeschrittenem Krebsleiden. Schmerzzentren sind dort nötig, wo unbehandelbare Schmerzen vorkommen, die durch den Heimpflegeservice allein nicht wirksam bekämpft werden können [2, 3].

Das HCP-Programm vermindert die Anzahl und die Länge der Hospitalisationen. Dies dürfte auch ökonomische Bedeutung haben, wenn auch die Quantifizierung nicht exakt möglich ist.

Literatur

1. Karnofsky D, Burchenal JH (1949) Clinical evaluation of chemotherapeutic agents in cancer. In: Maclead CM (ed) Evaluation of chemiotherapeutic agents. Columbia University Press, New York, pp 199–205
2. Parkes CM (1978) „Home or hospital? Terminal care as seen by surviving spouses". JR Coll Gen Pract 28:19–30
3. Parkes CM, Parkes J (1984) Hospices versus hospital care: Reevaluation after 10 years as seen by surviving spouses. Postgrad Med J 60:120–124
4. Pozzi G, Tamburini M, Costa R, Ventafridda V (1979) Costruzione di una cartella di autodescrizione giornaliera del dolore e di parametri di attivita di vita. In: Pagni CA, Procacci P, Ventafridda V (eds) Il Dolore, Vol 3. Cortina ED., Verona, pp 161–175

5. Priestman TJ, Baum M (1976) Evaluation of quality of life in patients receiving treatment for advanced breast cancer. Lancet II: 899–900
6. Spitzer WO, Dobson AJ, Hall J, et al (1981) Measuring the quality of life of cancer patients. A concise QL-Index for use by physicians. J Chron Dis 34: 585–597
7. Stjernsward J (1985) Cancer pain relief: An important global health issue. Clin J Pain 1: 92–95
8. Ventafridda V, De Conno F, Di Trapani P, Gallico S, Guarise G, Rigamonti G, Tamburini M (1983) A new method of pain quantification based on a weekly self descriptive record of the intensity and duration of pain. In: Bonica JJ, Iggo A, Lindblom U (eds) Advances in pain research and therapy, Vol 5. Raven Press, New York, pp 891–895
9. Ventafridda V, de Conno F, Tamburini M, Guarise G (1981) Cartella di monitoraggio continuo nella terapia del dolore cronico. In: Pagni CA, Vecchiet L, Ventafridda V (eds) Il Dolore, Vol 3. Cortina ED., Verona, pp 165–169
10. Ventafridda V, Tamburini M, Selmi S, Valera L, De Conno F (1985) The importance of a home care program for patients with advanced cancer pain. Tumori 71: 449–454

Rehabilitation der brustoperierten Frau

Denise R. Escudier

– Leben,
  Tod,
  gestern,
  heute,
  Verstümmelung,
  Verzweiflung,
  Beunruhigtsein,
  Hoffnungsschimmer,
  Hoffnung,
  Unmöglichkeit,
  innerer Abgrund,
  Angstschauer,
  Tunnel ohne Licht,
  kämpfen,
  nicht aufgeben,
  Behandlung,
  Mitmachen,
  ich versteh' mich nicht mehr,
  ich erkenne mich nicht mehr,
  Ermunterungen,
  Fortschritte,
  brüskiert werden von denen, die uns umgeben,
  ein Wort, ein Tonfall, ein Blick...

– Worte, Blitze, Verhalten, die sich decken,
  sich widersprechen, aufeinanderprallen.

– Eine Hoffnung, die zunichte wird,
  eine Hoffnung, die neu auflebt.

– Aus dem Selbsterlebten, welchen Nutzen kann man daraus ziehen,
  welch positives Element in dem Chaos finden für die Kranken und die,
  die sie pflegen?

Unterstützende Pflege – Rehabilitation

Vivre Comme Avant, Leben wie vorher: drei Worte, in Wirklichkeit ein Programm der Hoffnung.

Für wen?   Warum?   Wie?

Für Frauen, die eine Brustamputation gerade hinter sich haben oder kurz vor der Operation stehen. In der Tat ist das für jede Frau, die mit dem Problem konfrontiert wird, etwas, mit dem sie nur sehr schwer fertig wird. Gerade diese Art der Operation erzeugt einen doppelten Schock: physisch und seelisch.

Daraus entsteht unweigerlich ein Nichtmitteilenkönnen: die Frau ist dabei, etwas zu durchleben, was ihre Umgebung selber nicht erlebt hat. Und zwar: Besorgnis, Angstschauer, innere Abgründe, die Frage, auch wenn das Leben nicht auf dem Spiel steht, von welcher Qualität wird es sein? Und dann erscheinen am Horizont alle *die* Leben, die *das* Leben ausmachen (Eheleben, Familienleben, Leben mit Freunden, im Beruf, beim Sport etc.). Und die Patientin verfängt sich wieder in ihren Ängsten. Nie war der Ausdruck „sich im Kreis bewegen" so buchstäblich wahr!

Die Operierte denkt: „Wenn ich nur eine andere Operierte kennen würde, die normal lebt" und fügt sofort hinzu: „das ist unmöglich!"

Und an diesem Punkt der seelischen Hilfestellung kann ihnen *Vivre Comme Avant* helfen, was nichts anderes ist, als gerade eine Bewegung der seelischen Hilfe.

Wie: Durch das Zuhören und Zeugnisablegen einer Frau, auch einer Operierten, die die gleichen Schwierigkeiten durchgemacht hat, die gleichen Ängste, die alle Fallen und Hindernisse kennt, und die der lebende Beweis dafür ist, daß diese Augenblicke, die unüberwindbar scheinen, überwunden werden können.

In dem Augenblick, wo bewiesen wird, daß, was man für unmöglich hielt, eben nicht unmöglich ist, wird es gerade dadurch möglich.

Die Hoffnung, diese winzige Flamme, kann vom Nichtvorhandensein zaghaft werden, sich nach und nach steigern und leuchten.

Aber diese Hilfe, die von einer Exoperierten geleistet wird, läßt sich nicht improvisieren. Es reicht nicht, eine Brust weniger, einen Berg an guten Willen, ein generöses Herz zu haben, um eine freiwillige Mitarbeiterin, um Volontärin, zu werden von *Vivre Comme Avant*.

Nach der Operation muß man eine gewisse Zeitspanne – 2, besser 3 oder 4 Jahre – verstreichen lassen. Ganz unabhängig von Überlegungen medizinischer Art, damit die Frau den notwendigen Abstand zu den eigenen Problemen gewinnen kann, damit sie über die Zeit des Hochgefühls hinaus ist, in gewisser Weise der Dank an das Leben sich wieder einstellt.

Es gibt bei uns:

- eine Auswahl der Volontäre,
- eine Vorbereitung der Volontäre,
- Betreuung der Volontäre,
- notwendige Schulung und Auffrischen der Informationen für die Volontäre.

Die Auswahl: Um Volontärin zu werden, muß man von Natur aus gewisse Eigenschaften besitzen, die sich nach und nach verbessern und entwickeln:

— zuhören können,
— gleichermaßen Ruhe und Dynamik übertragen können,
— niemals von seinem eigenen Fall sprechen, außer: „Ich bin operiert worden wie Sie". Es nie zu Vergleichen in der Behandlung kommen lassen,
— spontanes Verständnis beweisen können,
— Schweigen respektieren können und es nicht unvorsichtig auslegen,
— sich allen Situationen anpassen können,
— „vermitteln können" — mit einem Blick, einem Lächeln, öfter als mit Worten, was die frisch Operierte besonders braucht.

Alle diese Eigenschaften verbessern und vertiefen sich im Laufe der Zeit, aber sie müssen bereits zu Beginn vorhanden sein.

Sie sind auch nicht exklusiv!

Sie charakterisieren auch nicht eine „Super-Frau", denn eine Super-Frau wäre eine Katastrophe! Sie würde nur eine Frau entmutigen, die sowieso schon voller Sorgen steckt, die Komplexe hat, sich nicht mehr versteht, und für die es unbedingt notwendig ist, sich mit dem „Möglichen" zu identifizieren, nicht mit dem Außergewöhnlichen, was gleichbedeutend mit „unmöglich" wäre.

Vieles von dem, was ich aufzähle, wird der Operierten durch ihre Umgebung zuteil, durch Familie und Pflegepersonal; der Aspekt des „Selbst-Erlebten" kann nur von einer Volontärin von *Vivre Comme Avant* vermittelt werden.

Und dieser Aspekt des „Selbst-Erlebten", den wir der Operierten vermitteln wollen, ist von Bedeutung durch diese authentische, reale „Möglichkeit".

Es ist ein Bruchteil, aber er ergänzt alle Hilfen, die ihr zuteil werden. Es ist wesentlich, daß diese Hilfe in vollkommenem Einverständnis mit dem Pflegepersonal erbracht wird (und mit der Disziplin, die uns von ihnen nachgesagt wird, und die sie so an unserer Bewegung schätzen).

Deswegen finden die Besuche nur in den wenigen Tagen nach der Operation statt, nur in völligem Einverständnis mit den Ärzten, den Chirurgen, und immer mehr auch auf ihre Anfrage hin. Die seelische Hilfe erfolgt in einem einzigen Besuch, und zwar unter vier Augen.

Wie jegliche seelische Hilfe wird sie nicht aufgezwungen, sondern vorgeschlagen, meistens durch die Stationsschwester.

Die Volontärin läßt der Operierten ein Täschchen „Pannenhilfe" da, aus Baumwolle mit Acryl, „Pflaster für die wunde Seele", das als Aushilfe dient und das Warten erleichtert bis zum Tragen einer Prothese. Es ermöglicht ihr, das Krankenhaus zu verlassen, ohne eine schiefe Brust zu haben.

Darüber hinaus überreicht sie der Patientin ein kleines Heft über *Vivre Comme Avant*, in das die Volontärin ihre eigene Anschrift und Telefonnummer schreibt. Die Initiative zu einem weiteren Besuch erfolgt ausschließlich von der Operierten, nie von der Volontärin. Diese Wahl haben wir bei uns getroffen.

Vivre Comme Avant existiert in Frankreich nun seit 1975. Die Bewegung wurde gegründet von Fr. Timothy. Sie steht unter der Patenschaft — „seelisch" wie finanziell — der L.N.F.C.C. (Ligue National et Federal contre le Cancer) und deren Komitees auf der Ebene der Departements, die sich sehr darum bemühen, *Vivre*

Comme Avant Handlungs- und Entscheidungsfreiheit zu lassen. *Vivre Comme Avant* zählt 40 Arbeitsstellen in Frankreich, abgesehen von Paris.

Bevor ich schließe, möchte ich auf 3 Punkte zurückkommen: auch wenn vieles sich von selbst versteht, glaube ich, daß es besser ist, wenn man es klar ausspricht: Ich kann mir sehr gut vorstellen, daß, von außen gesehen, einige Punkte unserer Handlungsweise, für die wir uns entschieden haben, einer Erklärung bedürfen:

– *der Besuch unter vier Augen*, und daß der Aufruf zu einem weiteren Gespräch von der Operierten ausgeht;
– *keine Treffen von Exoperierten abhalten*;
– *letztlich die Tatsache, daß man nicht länger als Volontärin arbeiten kann*, wenn man einen Rückfall erleidet.

Besuch unter vier Augen und nur ein einziger Besuch – warum?

Die Operierte kann die genaue Art des chirurgischen Eingriffs sogar ihren Angehörigen, Kindern, Eltern, verschwiegen haben. Das ist ihre Sache, und zweitens: Auch wenn sie es ihnen gesagt hat, wollen wir ihr nicht gerade die Freiheit geben, zu sprechen, auch ihre Befürchtungen und Ängste darzulegen, ohne daß sie befürchten muß, beurteilt zu werden, oder ihre Offenheit zu bereuen? Daher auch das Unterlassen eines zweiten Besuchs von uns aus, der sie in Gedanken wieder in die Klinik oder das Krankenhaus befördern würde, in dem sie operiert wurde, obwohl wir ja kommen, um ihr zu sagen "Leben wie vorher", so schnell wie möglich. „Also denken Sie immer weniger an die schwierigen Zeiten", und wir erklären es ihr ganz genau, wenn wir unsere Anschrift in das Büchlein schreiben, welches wir ihr dalassen. Es ist nicht so, daß wir nicht mehr an sie denken, im Gegenteil, aber wir wollen ihr ganz bewußt die Freiheit lassen anzurufen oder auch nicht uns aufzwingen. Die Frauen verstehen diese Lösung sehr gut und danken uns dafür.

Einige rufen uns an, andere nicht, „je nach Fall", kann ich sagen!

Keine Versammlung unter Exoperierten abhalten – warum?

Wenn alle es überständen und gut darüber hinwegkämen, hätte es keinen Anlaß gegeben, unsere Bewegung zu gründen, die kein Klub ist.

Nach diesem Eingriff haben alle Sorgen gehabt – egal, ob sie begründet waren oder nicht. Nichts ist heimtückischer, nichts ansteckender als die Angst, und jede käme von einem Treffen unter Exoperierten mit einem – mehr oder minder – aber bestimmten Quantum Angst nach Hause, die sich in ihrem Kopf oder Herz anstaut. Sich dazu zu zählen ist nicht unbedingt positiv!

Wollen wir nicht gerade das Gegengewicht zur Angst sein, nicht die Bestätigung der Ängste?!

Daher ist es auch unmöglich für eine Volontärin weiterzuarbeiten, wenn sie einen Rückfall erleidet. Sie wäre sonst nur die Bestätigung dessen, was jede Operierte befürchtet: den Rückfall. Fragen uns nicht die meisten Frauen während unseres Besuchs: „Vor wieviel Jahren sind sie operiert worden?" und gleich weiter „und seitdem nichts mehr?"

Man stelle sich dann ihre Verwirrung vor, auch wenn ein Rückfall überwunden werden und auch eine Quelle der Hoffnung sein kann.

Aber, wenn eine Operierte uns anruft nach einem eigenen Rückfall, um – wie sie es nennen – „eine seelische Hilfestellung zu erhalten", dann ist es gut, ganz aufrichtig sagen zu können: „Wir kennen welche, die auch schwere Zeiten durchgemacht haben, aber die dann wieder zu einer normalen Lebensqualität zurückgefunden haben."

Abschließend möchte ich noch einmal das Ziel nennen:
- jeder Operierten im Wissen, um was es sich handelt und mit Vorsicht helfen, in sich die Kräfte zu finden, wiederzufinden, die sie vielleicht niemals oder nur langsam und schrittweise entdeckt hätte;
- ein positives Element zu sein, beim Wiederaufbau des seelischen Gleichgewichts, das aus so viel Unbekanntem besteht;
- ihr zu helfen, die Tür zur Hoffnung schneller aufzustoßen.

Ich pflege — Wege aus der Hilflosigkeit

CHRISTEL BIENSTEIN

Der Titel des Beitrages kann den Anschein erwecken, Pflege wäre ein Weg, um aus der Hilflosigkeit entfliehen zu können. Gerade in der heutigen Zeit ist die Erkenntnis der Arbeit als Sinnhaftigkeit des Lebens von besonderer Bedeutung. Solange wir mit den Händen pflegen, können Probleme — so scheint es — nicht so dicht an uns herankommen. Wie problematisch es werden kann, wenn wir nicht mehr mit den Händen ständig pflegen können, sieht man daran, wenn Kollegen aus dem Akutkrankenhaus in die Pflege psychisch kranker Menschen überwechseln und dankbar sind, daß auch dort Patienten mal gewaschen und gebettet werden müssen.

Wir sollten uns fragen: Macht Pflege hilflos oder hilft Pflege Hilflosigkeit zu überwinden? Diese Frage möchte ich in meinem Beitrag verfolgen.

Hilflosigkeit löst bei uns die Alltagssituation aus. Nicht das Besondere, das Außergewöhnliche, sondern das Alltägliche wird als bedrohlich empfunden. In zunehmendem Maße muß beobachtet werden, daß für die Pflege immer weniger Zeit zur Verfügung steht. So ist es oftmals den Pflegenden nur noch möglich, in der Zeit von kurz nach 6 Uhr am frühen Morgen bis um 8 oder ½9 Uhr pflegerische Maßnahmen in konsequenter Form durchzuführen. Sobald die anderen Berufsgruppen das Krankenhaus betreten haben, nehmen die Anforderungen von Diagnostik und Therapie massiven Einfluß auf das Geschehen der Station, so daß die Pflegemaßnahmen, die am laufenden Tag stattfinden müssen, nur noch unter erschwerten Bedingungen in das zeitliche Konzept der Station passen. Dies hält oftmals bis 16 oder 17 Uhr an, so daß erst nach Dienstschluß der anderen Berufsgruppen Pflege systematisch und patientenorientiert erfolgen kann.

Zu kurz kommen unter den ständigen Anforderungen die grundlegendsten Pflegemaßnahmen, wie die Mundpflege, die konsequente Druckentlastung oder das Führen einer Schmerzskala. Diese unzureichende Pflege bedrückt, verwirrt und macht nicht nur Pflegende, sondern auch die Patienten unzufrieden und unglücklich.

Ein weiterer Faktor, der dominant die Hilflosigkeit prägt, sind die Erwartungen aller an das Pflegepersonal. Besonders onkologische Patienten richten in ihrer Situation alle Aufmerksamkeit auf die Handlungen, die in der Klinik mit ihnen geschehen. Alles muß exakt, korrekt und zur richtigen Zeit geschehen. Sie bedürfen einer Lebens- und Krankheitshilfe in ihrer Situation, Bewältigungsunterstützung von Angst, Schuld und Aggression. Alle diese Anforderungen gehen nicht am Alltag der Pflege vorbei. (Literatur z. B.: Dichtheit mit den Patienten und hohe Identität/ Gütersloh, Dörner).

Mit ebenso hohen Erwartungen treten die Angehörigen der Patienten an das Pflegepersonal heran. Es werden nicht nur Entscheidungen besprochen, akzeptiert, diskutiert oder zur Kenntnis genommen, sondern Pflege wird kritisch und unerbittlich beobachtet. Angehörige sind Betroffene, die einer hohen Zuwendung und Unterstützung bedürfen. Durch die Krankheit des Partners, Familienmitgliedes oder Freundes hat sich auch bei ihnen etwas geändert, das Leben verläuft nicht mehr so wie bisher, zu viele Fragen werden aufgeworfen und bleiben unbeantwortet. Dies als Pflegender sich ständig zu vergegenwärtigen, erfordert Kraft und innere Harmonie.

Neben diesen wesentlichen Erwartungen kommen die Erwartungen der anderen Berufsgruppen täglich in der Pflege zum Tragen. Die Ärzte brauchen eine intakte und tragfähige Partnerschaft zwischen Pflege und Medizin, um eine patientenorientierte Therapie zu gewährleisten. Die ärztlichen Anordnungen müssen exakt, pünktlich und verantwortungsbewußt wahrgenommen werden. Die Patienten in all ihren Ausdrucksmöglichkeiten müssen beobachtet und sinnvoll betreut werden. Damit ein Ineinandergreifen des Heilungsprozesses überhaupt stattfinden kann, ist eine gezielte Koordination und Kommunikation notwendig, die ebenfalls durch die Pflege oder mit den Pflegenden stattfinden muß.

Neben all diesen Erwartungen treten nun in zunehmendem Maße die Erwartungen der eigenen Berufsgruppe. Es soll eine hohe Pflegequalität geleistet werden, die Pflege soll patientenorientiert sein, die Dokumentation ziel- und ressourcenorientiert, Gesundheit soll gefördert, Noxen ausgeschlossen, die psychischen Bedürfnisse des Patienten erfaßt und pflegerisch in das Gesamtkonzept integriert werden. Ein großes Problem stellt sich jedoch oftmals dadurch dar, daß Pflegende in ihrer Ausbildung oder auch später in ihrem Berufsleben nur wenig Möglichkeiten hatten, dieses Pflegeverständnis praktisch umgesetzt zu erleben. Somit orientieren sich Pflegende an Literatur oder Einzelerfahrungen, die sie gewonnen haben.

Hilflos macht es jedoch auch, wenn zu wenig Pflegende einer zu großen Gruppe von Patienten und Erwartungen gegenüberstehen. In der BRD leiden die onkologischen Stationen und die Stationen mit einem großen Anteil von krebserkrankten Patienten an einer zu geringen Anzahl von Pflegenden oder einer zu wenig qualifizierten Anzahl der dort Tätigen.

Es muß doch hilflos machen, festzustellen, daß man als Pflegende für so wesentliche Aspekte des menschlichen Lebens keine Zeit hat.

Eine besondere Form von Hilflosigkeit beobachtete ich in den sog. „jungen Teams". Häufiger höre ich die Aussage: „Wir machen eine gute Pflege, und das liegt daran, weil wir ein so junges Team sind, welches sich gut versteht." Dabei erlebe ich besonders diese jungen Kollegen als hilflos. Die Identität mit den jungen Patienten ist sehr hoch, ja direkt bedrohlich – dies wird auch in dem Verhalten der Pflegenden deutlich. Dabei fällt es dieser Gruppe häufig sehr schwer, sich ernsthaft auf die Probleme der älteren Patienten einzulassen. Besonders problematisch wird es dann, wenn diese Pflegegruppe sich selbst überlassen wird und von außen keine Bewältigungshilfen erfährt.

Durch die Konzentration von Schwerkranken oder sehr beteiligten Patienten entsteht eine Kumulation von Leid, die oftmals die Erträglichkeitsgrenze überschreitet. Es ist sicherlich kein Zufall, daß ich vermehrt Pflegesituationen beobachten und miterleben mußte, wo Kollegen das Leid von Patienten oder Angehörigen nicht mehr wahrnahmen.

Ich denke, was diese Situationen so auszeichnete, war die Not des Pflegepersonals mit der hohen psychischen Belastung, die ständig von ihnen gefordert wurde, fertig zu werden. Nicht Inhumanität, sondern mangelnde Hilfe, die unserer Berufsgruppe zuteil wird, wird daran deutlich.

Man denke an all die tagtäglichen Situationen, wie die Aufnahme einer neuen Patientin, die mit Patienten in einem weit fortgeschrittenem Stadium konfrontiert wird etc.

Neben diesen Belastungssituationen macht es auch hilflos, wenn die räumlichen Gegebenheiten einer Station so ungünstig sind, daß kein Raum für ein Gespräch mit den Angehörigen oder Patienten zur Verfügung steht. Zur Gesundung und Aktivierung von Energien gehört auch eine gesundheitsanregende und aktivierende Umgebung (und dies nicht nur für die Patienten, sondern auch für das Pflegepersonal).

Aufschlußreich erscheinen mir die Eigeneinschätzungen von Pflegenden bezüglich ihres Wohlbefindens auf der Station. Dabei fand ich bei einer Befragung von onkologischen Pflegekräften heraus, daß es eine Dreiteilung gibt. Eine Gruppe bezeichnete sich als eine „Wirgruppe", die sich sehr wohlfühlt, Probleme gemeinsam meistert, weiß, wo Rat und Hilfe geholt werden können, wenn die Gruppe nicht mehr weiter weiß und die sich durch eine konstruktive Offenheit der Pflegenden auszeichnete.

Eine weitere Gruppe von onkologisch Pflegenden betonte ebenfalls das Wohlgefühl des gemeinsamen Verständnisses, betonte dabei aber primär die gleichen Interessen des Pflegepersonals auch in der Freizeitgestaltung. Bei randomisierten Beobachtungen konnte ich feststellen, daß diese Gruppe von Pflegenden sich im Vergleich zu der vorherigen Gruppe durch eine besonders hohe Patientenabstinenz auszeichnete. Diese Gruppe wußte nicht, wo und bei wem sie Rat holen sollte, wenn Probleme auftreten würden. Sie müßten halt mit allem alleine fertig werden.

In der dritten Gruppe konnten Aussagen zusammengestellt werden, die eine offene Unzufriedenheit mit der eigenen Pflegesituation aufzeigten. Die Pflegenden fühlten sich allein gelassen, zwischen den verschiedenen Anforderungen aufgerieben und gegeneinander ausgespielt. Hinzu käme die hohe psychische Belastung, über die auf der Station nicht gesprochen werden könnte. Die Fluktuation auf diesen Stationen ist bedeutend höher als auf den vorher beschriebenen.

Die aufgewandten Anstrengungen werden als persönliches Versagen oder als tiefgreifende Enttäuschung dann erlebt, wenn sie nicht zur Heilung oder Verbesserung der Lebenssituation des Patienten geführt haben. Zunehmend muß ich beobachten: wenn in diesen Situationen Pflegende allein gelassen werden, können sie in eine fatalistische Grundeinstellung geraten, die es ihnen nicht mehr ermöglicht, positive Entwicklungen wahrzunehmen. Die Pflege verliert dann immer mehr ihren Sinn, Therapie wird zur Qual, und die Welt für die Patienten als trostlos erlebt. Die Gefahr der Gefährdung der eigenen Persönlichkeit durch Destruktion ist damit angebahnt.

Die Hilflosigkeit unserer Berufsgruppe wurde mir in den vergangenen Jahren besonders daran bewußt, wie wenig fähig wir waren, über die *Pflege* Krebskranker zu schreiben. So konnte ich bei den Teilnehmern unserer Stationsleitungskurse beobachten, daß sie mehr über die psychische Betreuung von Schwerkranken schrieben, z. B. dicht orientiert an dem Modell von Elisabeth Kübler-Ross, als über die ganzheitliche Pflege der Patienten unter Einbeziehung ihres Körpers und der damit verbundenen Pflegeproblematik (z. B. der Mundpflege, Schmerzreduktion etc.).

Welche Möglichkeiten haben wir nun, um mit der Hilflosigkeit umgehen zu lernen?

An erster Stelle erscheint es mir notwendig, daß wir Pflegenden uns unserer qualifizierten Tätigkeit bewußt werden. Pflege ist eine Profession, die hohe Anforderungen an die in ihr Wirkenden stellt. Wir können stolz auf unseren Beruf sein. Das Wissen darum, daß die Patienten einer umsichtigen Pflege bedürfen, soll und zeichnet uns aus. Wir haben es nicht nötig, nach den Aufgaben anderer Berufsgruppen zu trachten, sondern sollten unser Wissen kontinuierlich zum Wohle der Patienten vertiefen.

Wie steht es mit meiner Solidarität, mit wem verbünde ich mich wofür? Diese Frage sollten wir uns immer wieder stellen; nur in einer Solidargemeinschaft ist der einzelne auch stark, den hohen Anforderungen des Berufsalltags konstruktiv zu begegnen.

Hilflosigkeit kann auch durch zu wenig Pflegealternativen entwickelt werden. So erscheint es mir als ein wesentlicher Beitrag, wenn Fort- und Weiterbildungen für Pflegende angeboten werden, in denen der einzelne sein Wissen vertiefen kann. Aus diesem Grunde haben wir im Bildungszentrum in Essen eine 2jährige Weiterbildung in Krankenpflege entwickelt, die den Pflegenden aktuelles Wissen und Pflegealternativen vermitteln soll. In einem direkten Zusammenhang mit der Zunahme von professionellem Wissen steht die Zunahme der Berufsidentität.

Ein weiterer Aspekt ist die kontinuierliche innerstationäre Fortbildung, die es ermöglichen soll, das eigene Pflegewissen den notwendigen Änderungen anzupassen. Dabei erscheint es mir besonders wichtig, Veränderungen und bessere Pflegeanforderungen nicht nur zu verbalisieren, sondern direkt erfahrbar zu machen. Wir können inzwischen nachweisen, daß es eine große Hilfe und Entlastung für die Pflegenden ist, wenn sie über die Möglichkeit der Anforderung von Pflegeberatern verfügt. Das bedeutet, daß wir in Zukunft verstärkt Pflegende ausbilden – und weiterbilden müssen, die die Ansprüche der Pflege in direktes Pflegegeschehen umsetzen können.

Eine Entlastung stellen oftmals auch externe Fortbildungen dar, die es ermöglichen, einen Abstand zur eigenen Pflegesituation zu erhalten. Besonders die persönlichen Kontakte, die zwischen den Pflegenden innerhalb dieser Maßnahmen geknüpft werden, helfen dem einzelnen, seinen Alltag realistisch zu betrachten.

Welch eine wertvolle Hilfe für die Bewältigung der eigenen Hilflosigkeit die bereichernde Freizeitgestaltung bietet, möchte ich hier nicht näher erläutern. Über diese wesentlichen Aspekte des menschlichen Daseins als Möglichkeit der Erhaltung der eigenen Balance ist bereits viel gesagt und geschrieben worden.

In einem weiteren Schritt erscheint es mir wesentlich, daß das Pflegeteam innerhalb regelmäßiger Besprechungen die Möglichkeit hat, darüber nachzudenken, wie wohl sich der einzelne innerhalb des Teams fühlt und wie er mit der Belastung der Pflege fertig wird. Es ist faszinierend, wenn ein Team die Möglichkeit hat, Supervision wahrnehmen zu können oder einen Leiter einer Balint-Gruppe zu erhalten, der die Probleme mit diesem Team aufarbeitet. Da dies jedoch noch nicht die Regel, sondern eher die Ausnahme ist, sollten Pflegende versuchen, sog. „Patenschwestern/Patenpfleger" zu erhalten, die ihnen bei der Bewältigung der Hilflosigkeit eine Unterstützung sein können.

Welche weiteren Selbsthilfemechanismen stehen uns zur Verfügung? Hier möchte ich auf die themenzentrierten Gespräche der Pflegenden über die Zielsetzung der Pflege auf der Station hinweisen. So erarbeiteten z. B. Teilnehmer des Krankenpflegefachseminars Pflegezielsetzungen mit ihren Mitarbeitern für die eigene Station. Diese wurden schriftlich fixiert, den anderen Berufsgruppen mitgeteilt, für die Patienten und Angehörigen vervielfältigt und öffentlich ausgehängt. Damit konnten unnötige Konfrontationen reduziert werden. (Beispiel: Vorgespräch mit neuen Ärzten, Hinweis für Angehörige, warum die Patienten besonders in der Selbständigkeit gefördert werden.)

So enthielten diese auch die Zielsetzung nach einer gezielten Gesundheitsförderung, was z. B. bedeutete, daß es auf den Stationen unterstützt wurde, daß die Patienten sich möglichst mit Freizeitkleidung bekleiden sollten und dies auch gefördert wurde. Innerhalb verschiedener Untersuchungen konnte schon nachgewiesen werden, wie wesentlich dieser Aspekt zum Wohlbefinden der Patienten beiträgt, und dies bleibt nicht ohne positive Wirkung auf unsere Berufsgruppe.

Mir erscheint es wichtig, daß wir es uns ermöglichen, eine wesentliche Reduktion von Belastungssituationen selbst in die Hand zu nehmen. So gehört Pflegepersonal z. B. zu der Personengruppe, die bei Untersuchungen über ihr Ernährungsverhalten sehr ungünstig abschnitt. Neben der unregelmäßigen Nahrungsaufnahme wird das Frühstück oft zwischen Tür und Angel eingenommen. Welche Bedeutung eine sinnvolle, regelmäßige und unter angenehmen Umständen stattfindende Ernährung hat, sollte uns besonders bewußt sein, wo wir vermehrt Patienten zur Vollwerternährung oder zur lacto-vegetabilen Kost raten. Selber jedoch räumen wir uns oftmals nicht die Möglichkeit ein, mit unserem Körper achtsam umzugehen.

In einem weiteren Schritt haben wir sehr viel Erfolg erzielen können, indem wir die Atmosphäre der Station durch eine farblich gezieltere Gestaltung oder die innenarchitektonische Auflockerung angegangen sind. So wurden Sitzecken eingerichtet, die sich durch die Verwendung von Farben und Holz, Stoff und häuslichen Gegenständen auszeichneten. Regale wurden angebracht, in denen Bücher und Spiele untergebracht wurden. Pflanzen wurden zusammengesammelt, die von den Patienten betreut wurden. Besonders viel Erfolg erzielten wir mit der Bereitstellung von aktivierendem Material. So wurden Bastelmaterialien ausgelegt, Farben und Stifte, Wolle und Stricknadeln. Erstaunlich viele Patienten und Angehörige fanden sich nun in diesen Sitzecken ein, um sich zu betätigen. Durch die Schaffung halboffener Sitzecken, wurde mehr intimer Raum für Einzelgespräche geschaffen. Da wir in der Bundesrepublik immer noch unter dem Mangel von einzelnen Gesprächsräumen leiden, war so ein erster Ansatz gemacht.

Besonders wichtig erschien uns die gezielte Gestaltung der Patientenzimmer. Vis-a-vis dem Patienten erscheint es notwendig, eine Sichtfläche variabel gestalten zu können. Dies kann z. B. mittels von Korkwänden geschehen, die es ermöglichen, Veränderungen für den Patienten vorzunehmen.

Besondere Beachtung sollte die Gestaltung der Einzelzimmer finden. Hier finde ich immer wieder die Eintönigkeit einer undefinierbaren Farbgebung, die Kühle hygienischer Überlegungen und damit die hohe Gefahr der Förderung der Desorientierung und Schmerzzunahme vor.

Eine weitere Erleichterung kann das Aufstellen einer Kaffeemaschine und eines Kühlschrankes für die Angehörigen sein. Es war für mich besonders beeindruckend, welche Möglichkeit die Musik bietet. So öffneten wir am frühen Morgen leise die Patientenzimmer und spielten Musik auf dem Flur. Die Reaktion der Patienten war so positiv, daß ich nur jedem dazu raten kann, selber Erfahrungen mit dem Element Musik zu machen. Nicht umsonst gilt die Musik als eine Möglichkeit, Heilung und Gesundung oder Wohlbefinden zu fördern.

Welche Entlastung die Pflege an sich darstellt, als ein Hilfsmittel zur Reduktion der Hilflosigkeit, konnten wir ebenfalls erfahren. So war die Anwendung der Reflexzonenmassage eine enorme Bereicherung. Pflegende brachten damit Patienten in eine wohltuende Nachtruhe, konnten diese bei ihren Bemühungen um Entspannung unterstützen und eine dichte Beziehung zu ihnen aufbauen. Diese Möglichkeit half z. B. besonders vor Operationen oder anderen diagnostischen Eingriffen, die besonders beängstigt angegangen wurden.

Weitere positive Erfahrungen konnten wir auch mit der Erweiterung des Wissens mittels äußerer Anwendungen machen. So konnten Arnikakompressen Patienten beruhigen, Zitronenbrustwickel die Atmung wesentlich erleichtern. Entlastende Lagerungen, z. B. die 30°-Lagerung oder die V-Lagerung, waren uns eine große Hilfe in der Pflege der Patienten. Wir stellten fest, daß sich durch die Erweiterung der Pflegealternativen mehr Ruhe und Zufriedenheit im Team fanden; die Möglichkeit, in die Hilflosigkeit abzugleiten, war nicht mehr so rasch gegeben, wie wenn ich nur ein Medikament zur Verfügung habe, welches dann nicht so wirkt, wie es wirken sollte. Das Wissen um die ganzheitliche Betrachtung des Patienten und die Erweiterung der Möglichkeiten im pflegerischen Handling erscheinen mir sehr notwendig und eine der wesentlichsten Aufgaben für unsere pflegerische Zukunft. Es ist für mich faszinierend zu beobachten, welche Möglichkeiten die basale Stimulation bietet bei den Patienten, die sich aufgeben und nicht mehr mitarbeiten möchten. Ebenfalls zu sehen ist, wie entspannend rhythmische Einreibungen wirken können, selbst bis hin zur druckpunktorientierten japanischen Haarwäsche. Den Patienten wird damit nicht nur durch die direkte Anwendung, sondern vor allem durch die Hilfe zur Erschließung ihrer eigenen Kräfte geholfen. Pflegenden gibt es ein hohes Maß an Berufszufriedenheit.

Ein weiterer wesentlicher Punkt erscheint mir der Mut zum Ausbruch aus den Pflegeritualen. So gibt es eine Reihe ungeschriebener Gesetze, sog. „schwarze Gesetze", die von den Pflegenden internalisiert sind, daß sie tagtäglich auf den Stationen ihre Anwendung finden (Motivationskiller). So gehört z. B. das ungeschriebene Gesetz, daß die Betten der Patienten 2mal täglich gerichtet werden müßten, jeder Patient mindestens 1mal täglich gewaschen werden müßte, man regelmäßig den Puls und den Blutdruck kontrollieren muß, dazu.

Diese pflegerischen Maßnahmen erscheinen mir dringend überprüfungsbedürftig.

Die Anwendung ritualisierter Pflegehandlungen bieten Pflegenden oftmals eine innere Sicherheit. Gleichzeitig aber sind sie diejenigen, die uns die Möglichkeit nehmen, in ganzheitlicher Weise auf den Patienten eingehen zu können. Es wäre erfreulich, wenn jeder auf seiner Station überprüfen würde, ob auch hier ungeschriebene Gesetze bestehen, welche sachlich nicht begründbar sind.

Um die Professionalisierung des Pflegewissens weiter ausbauen zu können, bedarf jede Klinik einer gut sortierten Pflegebibliothek, die für jede Station zugänglich sein muß. Ebenso müßten die Stationen die Möglichkeit haben, Pflegeberatungen in Anspruch nehmen zu können.

Gegen Ende meines Beitrages möchte ich auf einen weiteren Aspekt aufmerksam machen, der massive Hilflosigkeit hervorruft; das mangelnde Recht auf Kompetenz. Wir haben viele Fähigkeiten, aber leider noch nicht immer das Recht, diese Fähigkeiten anwenden zu dürfen.

Wir müssen mehr zusammenhalten, damit unserere Berufsentwicklung zugunsten der Menschen, die unserer Unterstützung bedürfen, verläuft. Ein Team, welches in der Lage ist, sich selbst ein gesundes Umfeld aufzubauen, z.B. durch die Förderung des Vertrauens in sich selbst, welches Patienten ganzheitlich begleiten kann und über die Fähigkeit der positiven Wahrnehmung ebenso verfügt wie über die Fähigkeit, Probleme zu erfassen, entwickelt eine tragende Kraft, welche Hilflosigkeit nicht als destruktives Element menschlichen Daseins erlebt, sondern als Ausdruck einer realen Lebenssituation, welche ebenso ein Recht auf ihr Dasein hat, wie die Freude. Es geht nicht darum die Hilflosigkeit auszumerzen, sondern mit ihr konstruktiv leben zu lernen.

Man muß versuchen, für sich täglich aufs neue die Freude am Leben zu gewinnen, denn aus dieser Freude heraus entwickeln sich die Arme, die man benötigt, um die Patienten darin aufzunehmen.

Seelsorge in der Begegnung mit Krebskranken

Hans Hilty

Ist *Seelsorge am Großspital* möglich? Viele äußere und innere Hindernisse stehen diesem Bemühen entgegen. Die Zeit, sie zu analysieren, fehlt uns. Aus meiner 10jährigen Erfahrung heraus darf ich trotzdem antworten: Doch, lebendige Seelsorge kann auch in diesem Rahmen Früchte tragen, wenn es gelingt, zunächst eine echte, tragfähige Beziehung zum Patienten aufzubauen. Sie vertieft sich in einem gegenseitigen Geben und Nehmen. Seelsorge ist keine Einbahnstraße. Der Patient darf nie zum Objekt der Seelsorge werden, indem ich mit einem festen Programm auf ihn zugehe: „Was muß ich ihm heute beibringen; in welche Richtung möchte ich seine Einstellung verändern?" Seelsorge besteht zunächst und zum großen Teil aus *Zuhören*. Das ist ein alter Grundsatz, ganz neu wieder aktiviert durch die klinische Seelsorgeausbildung (CPT), welche von Amerika über Holland auch in die Schweiz vorgestoßen ist. Ich habe ihr manches zu verdanken. – Aus diesem sensiblen Hören und Einfühlen erwächst die Haltung des *Annehmens*: Ja sagen zu meinem Gegenüber, so wie dieser Mensch nun einmal ist; ihn nicht nach einem Idealbild formen wollen, sondern behutsam darauf achten, wo sich in ihm auf Grund seiner Lebens- und Leidensgeschichte neue Kräfte regen, die zur Entfaltung drängen. Das Gespräch wird zum gemeinsamen Hören auf den Herrn des Lebens und auf seinen verborgenen Plan mit uns. Daraus kommt es zum *Bezeugen* des Evangeliums von Jesus Christus als einer befreienden, zum Leben helfenden Botschaft. Der Spitalgottesdienst mit seiner Schicksalsgemeinschaft, wo Patienten im Bett oder Fahrstuhl mit Gesunden aus der Umgebung des Spitals zusammenkommen, durfte schon für manchen kirchlichen „Randsiedler" zum prägenden Erlebnis werden. – Gehen wir nun im folgenden auf konkrete Brennpunkte der Seelsorge an Krebskranken ein:

Eine entscheidende Weichenstellung umschreibt das Stichwort *„Wahrheit am Krankenbett"*: Sie erschöpft sich nicht in einem einmaligen offenen Gespräch zwischen Arzt und Patient über Diagnose und Prognose. Ein großer Teil davon wird von vielen Patienten ohnehin verdrängt. Er hört daraus nur, was er hören will (oder kann!). Die ganze Wahrheit meistert unsere Seele kaum im ersten Anlauf. Immer neue geduldige Verarbeitungsgespräche sind nötig. So wird die Wahrheit zu einem *Weg*, den wir mit dem Patienten gehen: ein Weg in die Realität hinein. Wohl uns, wenn dabei *Wahrheit und Liebe* möglichst nah beieinanderbleiben. Wir neigen von Natur aus zu den Extremen, einem die Wahrheit verletzend ins Gesicht zu schleudern oder liebevoll und nicht mehr ganz wahr die Realität zu vernebeln. Ganz beisammen ist Wahrheit und Liebe wohl nur bei einem gewesen: bei Christus selbst. Er hat den Menschen ganz durchschaut, aber auch kompromißlos geliebt. Dann kann „die Wahrheit frei machen" (Joh. 8, 32).

„Warum gerade ich?" Immer wieder kommt diese Frage auf uns zu. In einer Mischung von Auflehnung und Schuldgefühl quält sich der Patient mit dieser Frage: Womit habe ich das verdient, daß ausgerechnet mich eine so schwere und bedrohliche Krankheit getroffen hat? Wir wollen der *Schuldfrage* nicht ausweichen, aber sehr behutsam mit ihr umgehen. Die Spuren der antiken Vergeltungstheorie erschrecken: Je größer das Unglück, um so größer muß die verborgene Schuld des Leidenden sein. In dieser Haltung „trösten" die Freunde den schwergeprüften Hiob. Gott aber weist diese Freunde zurecht. − Es gibt echte und unechte (anerzogene) Schuldgefühle (Dr. P. Tournier). Wenn der Kranke auf vorsichtiges Rückfragen hin ganz bestimmte Schuld beim Namen nennen kann, dürfen wir sie im Seelsorgegespräch (Beichte) unter dem Kreuz Christi ablegen. ER hat sie weggetragen (Joh.1, 29). Bleibt es aber trotz ehrlicher Selbstprüfung bei einem diffusen, unbestimmten Schuldgefühl, dürfen wir wohl mit gutem Gewissen darauf hinweisen, daß längst nicht alles Leid durch Schuld verursacht ist. Es kann einmal Heimsuchung im allertiefsten positiven Sinne sein: Gott will uns in seiner suchenden Liebe näher zu sich hinziehen, so daß wir wieder ganz bei ihm daheim sein dürfen. Reifen in der Schule des Leidens, Erstarken des Glaubens in der Prüfung sind weitere Deutungsversuche. − Zunächst werden wir wohl auf die Warum-Frage keine Antwort geben können. Wir müssen lernen, ein Rätsel demütig und mutig stehen zu lassen; bis dann vielleicht aus dem Seelsorgegespräch und der inneren Entfaltung des Patienten selber sich ein Lösungsversuch ansatzweise zu zeigen beginnt.

Krebs kann auch *eine Chance* sein, wie Christiane Lenker im Fischer-Taschenbuch offen beschreibt. „Meine durchlebten Ängste und Selbstzweifel haben mich reifer werden lassen ... man kann lernen, seinen Krebs zu lieben, wenn man ihn als unerbittlichen Lehrmeister akzeptiert." Ähnlich hat mir ein schwerkranker Arzt in den besten Jahren bekannt: „Gestern war ich verweifelt. Die Untersuchung hat ergeben, daß die tödliche Krankheit trotz der Therapie unaufhaltsam fortschreitet. Trotzdem konnte ich abends im Gebet für diese Krankheit danken." Auf meinen fragenden Blick hin erklärte er: „Ja, ohne diese Krankheit hätte ich all die tiefen Erlebnisse im Glauben nicht machen können." Durch den Schock der Krebserkrankung können neue Kräfte und Möglichkeiten freigesetzt werden. Mitten im Leiden leuchtet ein tiefer Sinn auf. Diese Wahrheit können wir dem Kranken nicht „predigen"; aber Geburtshelfer zu solch befreienden Entdeckungen dürfen wir durch Gottes Gnade öfters sein. (Übrigens nicht nur wir Seelsorger, sondern auch Ärzte, Pflege- und Hilfspersonal und Therapeuten.)

Wer Krebs sagt, meint auch *Angst*. Ein einfacher Bauer kleidet sie in die immer wiederkehrenden Worte: „Kommen Sie bald wieder!" Eines Tages kann er die Angst aussprechen: „Morgen wollen sie mich nochmals operieren; wie soll das zugehen? Vor einem halben Jahr haben sie mir gesagt, man könne jetzt nicht mehr operieren." Ich muß mit ihm diese *Spannung aushalten*, darf nicht beschwichtigen. Als er von der letzten Angst zu sprechen beginnt, weise ich auf den hin, der dem Tode die Macht genommen hat. „Ich suche ihn", antwortet er wie schon mehrmals in den vorigen Tagen. Ich versuche, stellvertretend für ihn zu glauben und zu beten. Eines Morgens liegt er friedlich und entspannt in seinem Bett und empfängt mich strahlend mit dem knappen Satz: „Ich habe ihn" (den Glauben, den lebendigen Christus). − Solche und ähnliche Erfahrungen machen mir Mut, mit dem Patienten *auf die Angst zuzugehen*. Das Leiden und die Not erscheinen uns zunächst wie eine steile, unbezwingbare Bergwand. Doch am Fuß der Wand finden wir einen Einstieg, einen schmalen Pfad, dann vielleicht nur noch ein paar Klettertritte mit Drahtseil gesichert. Aber es geht weiter, und unversehens lichtet sich das Gelände wieder. Endlich stehen wir droben und schauen staunend und befreit zurück. – Wir dürfen zu unserer Angst stehen (auch wir Seelsorger!). Ein Todkranker hat es einmal lapidar ausgedrückt: „Jesus hat auch Angst gehabt, also darf ich auch."

Nicht selten macht die Not des Patienten uns unsere eigene Hilflosigkeit schmerzlich bewußt. Eine ältere, gediegene Patientin auf der Hals-Nasen-Ohren-Abteilung leidet an Zungenbodenkrebs. Der spezifische Geruch wird im Zimmer trotz aller Umsicht immer penetranter. Mit kaum mehr verständlichen Worten stößt die Leidende eines Tages die Frage hervor: „Habe ich denn die Pest?" Sie fühlt sich ausgestoßen von den Menschen, gestraft und verlassen von Gott. Die Frage hat mich wie ein Hammer getroffen. Ich bin unfähig, heute eine wirkliche Antwort zu geben. Erst auf dem Heimweg fällt mir das Kreuzigungsbild auf dem Isenheimer Altar ein. Der mittelalterliche Maler Matthias Grünewald hat es für ein sog. Siechenhaus gestaltet. Bei genauem Hinsehen entdecken wir, daß der Körper des Christus über und über mit Geschwüren bedeckt ist. „Schaut, das ist einer von Euch, ER kann euch nachfühlen. ER trägt euere Krankheit (Jes. 53)." Das will der Maler diesen Unglücklichen zurufen. Beim nächsten Besuch male ich der Patientin dieses Bild und seine Predigt behutsam nach. Endlich bricht sie das Schweigen und stammelt halb staunend, halb zweifelnd: „Ist ... das ... wahr?" Ich spüre dahinter den sehnlichen Wunsch: Oh, wenn es doch wahr wäre!

Damit stehen wir beim Problemkreis *Krebs und Tod*. Ich kann ihn nur kurz streifen. Wir wollen die beiden Ausdrücke nicht zu rasch miteinander verschmelzen lassen. Der Patient soll und darf ja mit den Ärzten zusammen um seine Gesundheit kämpfen. Das ist gut so. Und es gibt ja auch wirkliche Heilung. Dennoch müssen wir uns damit abfinden, daß bei der Mehrzahl die Krebserkrankung früher oder später zum Tode führt. Der Weg bis zur Annahme des Sterbenmüssens ist oft weit und beschwerlich. Frau Dr. Kübler-Ross hat die fünf Phasen gültig umschrieben: Nichtwahr-haben-Wollen, Verhandeln, Auflehnung, Depression und Annahme. Machen wir kein Schema daraus. Phasen können übersprungen werden oder sich wiederholen. Und formulieren wir erst recht nicht die fünfte Phase (Annahme) zu einem Leistungsauftrag ans Pflegepersonal, die Seelsorge ... oder gar an den Patienten! Es ist jedesmal ein Geschenk, wenn der Todkranke zu diesem vertrauensvollen Loslassen durchfinden darf. – Aber wir selber wollen den Versuch wagen, eine „abschiedliche Existenz" (Verena Kast: „Trauer") zu leben und die „kleinen Abschiede" (etwa von einer Jugendheimat, das Zerbrechen einer Freundschaft usw.) ehrlich zu betrauern und durchzustehen als Vorübung für den großen Abschied. So können wir zu gegebener Zeit im Gespräch dem Kranken daran Anteil geben.

„Sterben selber ist schön; was vorausgeht, kann noch schwer sein", hat ein alter Arzt in einer Gesprächsrunde formuliert und erzählt, wie er als junger Mann „ertrunken" ist: Der harte Kampf ums Überleben bis zum Punkt „es geht nicht mehr". Dann habe die Stimmung plötzlich umgeschlagen, ein warmes Licht sei ihm entgegengeflutet, und wunderbare Musik habe ihn zuinnerst glücklich gestimmt. So sei er richtig traurig geworden, als die Wiederbelebung zum Erfolg geführt habe. Es hätte Jahre gebraucht, bis er in diesem Leben wieder richtig Fuß gefaßt habe. Eine echte Parallele zu den vielen Berichten Reanimierter, welche in der letzten Zeit veröffentlicht worden sind. – Was vorausgeht, kann schwer sein. Wir dürfen das Leiden nicht überspielen. Auf der Suche nach einem Halt in diesem schweren Kampf ist mir ein Gedicht C.F. Meyers wichtig geworden: in „Huttens letzte Tage" schildert der Dichter, wie der Todkranke mit dem Blick auf das Kruzifix sagt: „In guten Tagen hat mich dieses Bild des Leidens oft geärgert; aber jetzt begreif ich immer besser, was es uns sagen will: Nun leidet nicht mehr einer, sondern zwei. Mein dorngekrönter Bruder steht mir bei." Bisweilen dürfen wir im stillen Begleiten eines Leidenden für ihn zur ausgestreckten Hand des Christus werden.

Die große *Hoffnung* auf völlige Heilung geht nur bei einer Minderheit der Patienten in Erfüllung. Im Verlauf der Krankheit und Therapie werden die Hoffnungen bescheidener. Die harten Fakten (Diagnose, Untersuchungsbefund usw.) engen uns ein. Vielleicht bricht hier oder dort ein fröhliches, trotziges „Dennoch!" durch. Ein Afrikaner hat bei der Übersetzungsarbeit mit dem Missionar zusammen eine wunderschöne Umschreibung des Wortes „Hoffen" gefunden: „Durch den Horizont schauen." Wir sehen immer nur bis an den Horizont der Tatsachen und Gegebenheiten. Lebendiger Glaube darf hindurchschauen und neue Möglichkeiten, neuen Sinn erahnen, wo der Verstand nur kapitulieren kann. Der Osterglaube im Neuen Testament ist die Zuspitzung dieses „Durch-den-Horizont-Schauens": Ein neues Leben mit dem auferstandenen Herrn wird dem verheißen, der sein Leben vertrauensvoll IHM übergibt. – Einer meiner Jugendfreunde (mit Rezidiv nach Dickdarmoperation und Lungenmetastasen) wollte heim zum Sterben. Seine Frau samt den eben erwachsen gewordenen Kindern, darunter ein Medizinstudent, haben ihn mit dem Hausarzt (Onkologe) zusammen bestens gepflegt. Die größte Freude bereiteten diese Kinder dem Vater, wenn sie an seinem Krankenlager Osterlieder sangen. Davon ist eine Kraft ausgegangen, die dem Sterbenden Ruhe und Kraft zum Durchhalten gegeben hat. Meine Tochter (noch in der Ausbildung zur Krankenpflegerin) hat in dieser Familie die letzten Nachtwachen gehalten und war tief beeindruckt von diesem friedvollen Sterben.

Oft finden wir uns aber in der Rolle, stellvertretend für den schwer Leidenden zu glauben und zu beten. Er kann es selbst in der größten Schwachheit und Anfechtung oft nicht mehr. Aber wie eine schützende Mauer umgibt ihn die Fürbitte seiner Freunde. Was sie sagen, und mehr noch, was sie ausstrahlen, trägt ihn. (Den Segen eines solchen „Beziehungsnetzes" habe ich auch bei Nichtchristen beobachtet.)

Diese Ausstrahlung können wir nicht selber „machen". Sie ist eine Frucht aus dem persönlichen Umgang mit Gott. Ärzte, Pflegepersonal und der Seelsorger sind selber der Seelsorge bedürftig. Sonst sind wir in kurzer Zeit „ausgebrannt"; das viele Leid erdrückt uns.

Die Schaffung eines Weiterbildungsganges für Onkologieschwestern bedeutet nach meiner Beobachtung eine ausgezeichnete Möglichkeit zur Verarbeitung des psychischen Druckes, welcher auf solchen Stationen lastet und zugleich eine ganz erhebliche Verbesserung der Pflege unserer Kranken gerade auch in seelisch-geistlicher Hinsicht.

Fragen wir uns beizeiten: Wo finde ich meine Ressourcen? Ich habe mit den Jahren gelernt, meine Freizeit demütig und mit gutem Gewissen zu gestalten, um in Gemeinschaft und Gespräch wie auch bei schönen Erlebnissen wieder frische Kräfte für den Umgang mit den Leidenden zu finden. Ganz wichtig wurde mir die „stille Zeit" am Morgen, das Gebet. Dort darf ich „abladen": Ich bin nicht der entscheidende

Helfer. Das ist der lebendige Herr selbst. Ich bin nur sein Handlanger. ER schickt mich, darum darf ich trotz aller Unvollkommenheit ein „geschickter" Arbeiter sein und immer wieder erleben, wie ER durch meinen Dienst hindurch selbst zum Wort und auch zum helfenden Handeln kommt.

Krebs – ein Familienproblem

JUDI JOHNSON

Krebs ist eine mächtige Kraft, die Veränderungen bewirkt. Ungeachtet der Größe oder Richtung der Veränderungen, unterbricht Krebs immer den gewohnten Ablauf des täglichen Familienlebens. Die Verfügbarkeit und Kompliziertheit der heutigen medizinischen Behandlungen verlängern das Leben, steigern aber das Gefühl der Ungewißheit für Leute, die Krebs haben. Einerseits sehen sich die Patienten einem Leben gegenübergestellt, das von Ungewißheit, Remission, Verschlimmerung des Zustandes sowie von wechselnden Behandlungen bestimmt wird. Andererseits wird die Familie ebenfalls mit dauernden Veränderungen konfrontiert. Jedes Familienmitglied, wie auch der Patient selbst, muß sich allein mit den vielfältigen Aspekten der Krebsdiagnose auseinandersetzen und gleichzeitig als Familie versuchen, mit der Krankheit und deren Behandlung fertig zu werden.

Zur Untersuchung, wie Krebs auf das Familiensystem einwirkt, schlagen Cohen u. Wellisch [3] die Anwendung einer „Dualanalyse" als Methode vor. Die Familie muß gleichzeitig mit dem plötzlichen Einbruch der Nachricht von Krebs, wie auch mit dem schleichenden Fortschreiten der Krankheit selbst, fertig werden. Krisentheorie und Intervention helfen zum Zeitpunkt der Diagnose, wenn die Leute plötzlich einer akuten Krisensituation gegenüberstehen. Art und Lösung dieser akuten Krise sind bedingt durch die Faktoren, wie sie in der Krisentheorie beschrieben werden. Der langzeitliche Einfluß von Krebs auf die Familienstruktur und Entwicklung erfordert Krebs dahingehend zu akzeptieren, daß er eine Krise hervorruft, die in ihrer Art fortlaufend und chronisch ist. Der chronische Aspekt der Krise stellt eine andere Art von Herausforderung für die Familie dar. Krebspatient sein heißt, daß die ganze Familie in eine neue Form des Zusammenlebens miteinbezogen wird: gegenseitige Abhängigkeit, sich Sorgen machen, all dies wird durch die Krankheit und deren Behandlung gefordert. Deshalb ist es angemessen, Krebs als Familienkrankheit zu bezeichnen.

Die Familie als Ganzes stellt eine Lebensart dar, die verschieden und doch zusammenhängend ist mit dem Leben ihrer einzelnen Mitglieder. Sie ist ein komplexes dynamisches Netz, eine Beziehung, geprägt durch gegenseitiges Verbundensein und Beeinflussung. Als System entwickelt jede Familie ihre eigene Art, die Rollen zu verteilen, Beziehungen und Verantwortlichkeiten festzulegen, welche das Familienleben bestimmen. Jedes Mitglied hat auch seine eigene Art im Umgang mit den verschiedenen Lebenskrisen, emotionellen Höhepunkten, Konflikten und Forderungen. Familien bejahen, unterstützen und bestimmen den Standard akzeptierten Benehmens, die Werte und Anschauungen. Die Art und Weise, in welcher sie bisher funktioniert hat, stellt die Grundlage dar, wie sie die jetzige Situation angehen wird. Es ist hilfreich, diesen Aspekt der Familiensystemtheorie zu kennen, damit man einer Familie durch die Krise, die eine Krebsdiagnose mit sich bringt, helfen kann.

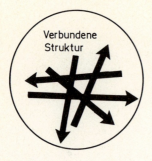

Abb. 1. Familiensystem: verbundene Struktur

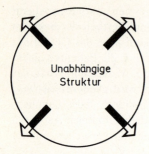

Abb. 2. Familiensystem: unabhängige Struktur

Das Wissen über den anderen Aspekt von Familiensystemtheorie schafft die Basis zum Verständnis, warum Familien zu Krisenzeiten so verschieden reagieren. Zwei immer wiederkehrende kontrastierende Familiensysteme werden als „verbunden" und „unabhängig" [1] bezeichnet. Eine verbundene Familie (Abb. 1) ist charakterisiert durch Mangel an Individualität der verschiedenen Mitglieder, eine abhängige und „parasitische" Art der Beziehungen, Einschränkungen gegenüber Außenhilfe, Widerstand gegenüber Veränderungen, Disziplin durch Mißbilligung, unausgesprochene Erwartungen, Betonung auf „abhängiger Liebe" und einer Art der Schwere und des Überbeschütztseins. In einem extrem festgefügten System wird die Annahme von Außenhilfe abgelehnt. Auch wenn die Probleme noch so groß sind, ist eine verbundene Familie der Ansicht, die Situation selbst bewältigen zu können. Ein unabhängiges Familiensystem (Abb. 2) funktioniert genau umgekehrt. Es ist charakterisiert durch schwache oder nicht existierende interne Bande, niedere Familienstruktur, eine Tendenz der Mitglieder, ihre eigenen Wege zu gehen, unabhängig von den andern. Weitere Merkmale sind bruchstückhafte Beziehungen, konfliktreich und isolierend, Mangel an gegenseitiger Bindung und Miteinbeziehung, minimale Berührung und ein Ton der Entfremdung und Leere. Ein Informationsaustausch und gegenseitige Verständigung zu Krisenzeiten werden kaum wahrgenommen. Auch werden keine Gefühle geteilt oder Unterstützung angeboten innerhalb dieser Familie. Die meisten Familien kann man als Kontinuum zwischen diesen beiden extremen Systemen einstufen. Olsen [6] betont, daß Familien, welche sich der Krankheit gut anpassen, eine klare Generationentrennung, Flexibilität innerhalb und zwischen den Rollen, direkte und konstante Kommunikation haben und überdies Toleranz üben gegenüber Individualität. Wenn ein Familienmitglied krank wird, ist es wichtig, die Familie als Ganzes zu betrachten und nicht im Sinne von Wechselwirkungen zwischen zwei oder mehreren Mitgliedern. Zur Abschätzung, wie eine Familie als System funktioniert, ist es hilfreich, deren Dynamik zu untersuchen.

Cassileth [2] hat einige spezifische Ursachen festgestellt, wie Krebs Familien belasten kann. Diese sind:

1. Bedrohliche oder zerüttende Gewohnheiten gegenseitiger Beeinflussung. Rollen und Beziehungen der Familienmitglieder können sich vertiefen oder auseinanderfallen. Einige Familien haben eine klar definierte Rollenverteilung für ihre Mitglieder, andere wiederum haben eine Art von „Freiheit für alle" Struktur. Ein häufiger Rollenwechsel entsteht nach einer Krebsdiagnose, wenn Pflichten und Verantwortlichkeiten vom kranken Familienmitglied weggenommen und von einem anderen ausgeführt werden. Das Resultat ist dann oft, daß eine Person ein Gefühl des Verlustes hat, während die andere Person dies als Bürde und zusätzliche Verantwortung empfindet.

Kommunikation ist ein Schlüsselfaktor, wenn es um die Anpassung an Krebs innerhalb der Familie geht. Wer sagt wem „die Neuigkeit"? Die Art und Weise, wie eine Familie vorher Leid, Angst und Ärger geteilt hat, wird weiter bestimmend sein für ihr Verhalten nach der Krebsdiagnose. Sehr oft möchten Leute ihre Kinder vor diesen besorgniserregenden Gefühlen bewahren und ihnen deshalb nichts sagen, wenigstens anfänglich. Viele Familien sind sehr gut im gegenseitigen Austausch von informativen Tatsachen, brauchen aber Ermutigung, um ihre emotionellen Bedürfnisse auszudrücken. Dies ist verständlich eingedenk der intensiven und zerbrechlichen Beschaffenheit solcher Gefühle. Falls der Patient derjenige ist, der den Kommunikationsfluß in der Familie lenkt, findet eine noch größere Veränderung im sprachlichen Austausch untereinander statt.

2. Störung von Zukunftsplänen. Der unberechenbare Aspekt von Krebs macht es schwierig für Familien, an die Zukunft zu denken. Es entsteht eine Umgebung von Unsicherheit. Zielsetzung und Zukunftsträume geben einer Familie ein Gefühl von Zweck, Richtung und Einzigartigkeit. Diese Ziele können vorübergehend oder permanent unterbrochen sein. Hat aber ein Mitglied Krebs, können Verschiebung von Familienplänen Frustration, Ärger und Leid verursachen.

3. Veränderung der äußeren Beziehungsgruppen. Der Arbeitsplatz gibt Leuten eine wichtige Identität außerhalb der Familie. Krebs beeinträchtigt sehr oft die Arbeitskapazität einer Person, was wiederum ein verändertes Arbeitsverhältnis mit Kollegen zur Folge hat. Man hört einerseits, daß Familienmitglieder mit übertriebener Sorge von ihren Mitarbeitern behandelt werden, andererseits beggnen sie der totalen Nichtbeachtung, als ob sie überhaupt keine Familienkrise durchmachten. Die Familie wie auch der Patient bekommen das soziale Stigma von Krebs zu spüren. Entferntere Familienmitglieder bilden eine weitere Beziehungsgruppe, die sich verändert. Möglicherweise werden sie jetzt zu einem wichtigen Teil im täglichen Leben des Familiengefüges, wo sich vor der Krankheit Zugehörigkeit als Verwandte nur bei gelegentlichen Familientreffen zeigte. Wo Familien weit voneinander leben, müssen Entscheidungen am Telefon getroffen werden, was wenig Gelegenheit zu Familiendiskussion gibt.

Neue Beziehungsgruppen entstehen auch durch die Krebsdiagnose. Ärzte, Pflegepersonen, Sozialarbeiter und andere Patienten mit gleichen Behandlungsterminen werden zu bekannten Namen und Gesichtern. Diese neuen Leute werden zu einem wichtigen Faktor für Familien mit Krebs. Besuche beim Arzt und in der Klinik sind häufige Anlässe, die sehr viel Zeit in Anspruch nehmen. Diese Besuche dominieren das Familienleben und deren Gespräche.

Der Wert einer Familieneinschätzung wird sichtbar, eingedenk der großen Unterschiede unter Einzelpersonen, Familien und Kulturen. Es gibt keinen einzig richtigen Weg, wie eine Familie zu Krisenzeiten handeln oder reagieren sollte. Diese Daten werden dem Gesundheitspflegeteam wertvolle Informationen über Familienstruktur, Erwartungen und frühere Krisenerfahrungen liefern. Da die medizinische Behandlung von Krebspatienten über mehrere Monate und Jahre erfolgt, kann ein Plan als Hilfe für die Familie eingeführt und in regelmäßigen Abständen überprüft werden. Hill u. Hansen von der Universität in Minnesota [4] haben ein ausgezeichnetes System entwickelt zur Familieneinschätzung, welches sehr gute Orientierungshilfe leistet. Das System erforscht 4 Faktoren, welche die Fähigkeit der Familie beeinflussen, mit der Lage fertig zu werden. Es braucht vielleicht mehr als nur eine Unterredung, um das Formular zu vervollständigen, aber das Resultat liefert eine Konsequenz des Datensammlungsprozesses, welcher sich mit der Familie als Betreuungseinheit befaßt.

1. Krankheitscharakteristika

a) Was versteht die Familie unter der Diagnose?
b) Welches ist der Empfindungsgrad der Schmerzen, Behinderung, Lebensgefahr?
c) Wie ist das Verständnis für die Behandlung und die damit verbundenen Nebenwirkungen?
d) Welche Ansichten werden vertreten betreffend Prognose und Möglichkeit zur Wiedererlangung der Gesundheit?

2. Empfundene Bedrohung der Familienbeziehungen, des Status und der Ziele

a) Wie bestimmt eine Familie die Rollen, Beziehungen und Kommunikationsmuster?
b) Wie steht es mit dem Muster „Entscheidungen treffen"?
c) Was hat die Familie für Ziele, und wie werden diese durch die Krankheit beeinträchtigt?
d) Wie sind die Gefühle der einzelnen Mitglieder über die Veränderungen, verursacht durch die Krankheit?

3. Zur Verfügung stehende Ressourcen

a) Welche finanziellen Mittel sind vorhanden, falls das Einkommen bedroht ist?
b) Welche unterstützenden Elemente stehen der Familie zur Verfügung: Verwandte, Freunde, Gemeinschaft, Supportivgruppen etc.?

4. Zurückliegende Erfahrungen mit ähnlichen Situationen

a) Welche Strategien hat die Familie in der Vergangenheit benutzt, um Krisen zu bewältigen?

b) Wie ist die Krebsgeschichte der Familie, und wie empfand die Familie diese Erfahrungen?

Diese Informationen werden den Mitgliedern des Gesundheitspflegeteams eine Stütze sein bei der Bemühung, der Familie besser zu helfen. Sie können festlegen, welche Informationen die Familie zur Bewältigung der Situation braucht und erahnen, welche Art von Ressourcen und Unterstützung in Zukunft gebraucht werden.

Es ist eine Herausforderung für das Onkologieteam, Wege und Mittel für die nötige Zuwendung zu finden für die Kontinuität der Betreuung. Dies bedingt nicht nur das Entgegenbringen von Unterstützung, Bejahung und Verständnis, sondern reicht weiter bis zur Vermittlung von Spezialprogrammen, dazu geschaffen, die Krebsfamilie als Ganzes zu integrieren. Drei Ziele sind festgehalten worden, welche Familien anregen sollen, positive Bewältigungsmechanismen zu gebrauchen. Diese sind:

1. Verbesserung der Problemlösungstechniken innerhalb der Familie.
2. Stärkung des Familiengefühls für Selbstachtung.
3. Verbesserung der Interaktionsfähigkeit in der Familie.

Beispiele von Programmen, die gegenwärtig im Gebrauch sind als Hilfe der Familie, sich der Krebsdiagnose anzupassen, sind:

1. Familienkonferenzen zu verschiedenen Zeiten während der Krankheit, geleitet vom Arzt oder anderen Mitgliedern des Gesundheitspflegeteams.
2. Audiokassetten von Familienkonferenzen, welche die Familie jederzeit abspielen kann.
3. Informations- und Supportivgruppen für Patienten und Familienmitglieder.
4. Individuelle Besuchsprogramme mit Ex-Patienten und deren Familienmitgliedern.

Ein Programm, mit welchem ich schon lange in Verbindung stehe, findet in abgelegener Umgebung [5] statt und behandelt Familienprobleme. Genannt das „Wir können Wochenende" („We Can Week-end"), basiert dieses Programm auf dem einfachen Prinzip, daß jede Krebsfamilie aktiv im Wiederaufbauprozeß mitwirken kann. Teilnehmer werden zur Einsicht angeregt, daß es von Nutzen ist im Bestreben, das Gleichgewicht des Familienlebens wieder herzustellen, wenn man über die Tatsachen und Gefühle, welche Krebs umgeben, Bescheid weiß. Unser Onkologieteam hat sich zum Ziel gesetzt, ein Programm zu entwerfen, das flexibel genug ist, alle Altersgruppen von Kindern zu berücksichtigen, wegweisend ist in der Diskussion über Krebs und seine Zusammenhänge, eine große Auswahl von erzieherischen Aktivitäten bietet und die Kommunikation innerhalb der Familie fördert. Das Langstreckenziel der „Wir können Wochenenden" ist, Familien bei der Förderung positiver Kräfte bei der Bewältigung von Krebs als „Familienproblem" zu helfen.

16–18 Familien verbringen 2 Tage und 1 Nacht zusammen mit einem Team von 20 Gesundheitsspezialisten. Der ausgewählte Ort bietet Klassenzimmer, Schlaf- und Eßmöglichkeiten, Sporthalle, Schwimmbad und ein großes Freizeitgebiet im Freien. Kunst, Bewegung und Musikaktivitäten sind während diesen 2 Tagen zur Förderung der Gruppengemeinschaft und Sensibilität voll integriert. Dieses Programm wird 2mal im Jahr durch unser Spital organisiert und hat sehr positive Reaktionen der Familien ausgelöst. Es wird unterdessen an vielen anderen Orten in Amerika kopiert.

Der Begriff von Krebskrankenpflege muß erweitert werden, um alle Familienmitglieder miteinzubeziehen. Als Gesundheitspflege-Spezialisten haben wir die Voraussetzungen, Wege zu planen, wie man Familienbedürfnisse richtig angeht. Wir sind Schlüsselfiguren in der Beratung von Familien mit Krebskranken, die die Gesundheitsgewohnheiten beeinflussen können, welche die Familien befähigen, mit Krisen und den immer wiederkehrenden Belastungsproben, die Krebs mit sich bringen, fertig zu werden. Es besteht eine berechtigte Forderung nach Gesundheitspflege-Einrichtungen, die mit familienzentrierten Programmen zu einer umfassenden Pflege verhelfen.

Literatur

1. Brenner P (1985) Hospice applications of family systems theory. Am J Hosp Care 13–16
2. Cassileth BR (1979) The cancer patient, social and medical aspects of care. Lea & Febiger, Philadelphia
3. Cohen M, Wellisch D (1978) Living in Limbo: Psychosocial interventions in families with a cancer patient. Am J Psychother 32(4):561
4. Hill R, Hansen DA (1964) Families under stress. In: Christensen HT (ed) Handbook of marriage and the family. Rand McNally, Chicago
5. Johnson J, Norby P (1981) We can weekend: A program for cancer families. Cancer Nurs 4: 23–28
6. Olsen EH (1970) The impact of serious illness on the family system. Postgrad Med 47:169–174

Lebensqualität für Patienten, welche eine Chemotherapie und Hormontherapie erhalten

ROBERT TIFFANY

In den vergangenen Kongreßtagen wurde sehr viel über die Lebensqualität von Tumorpatienten gesprochen – was bleibt dazu noch zu sagen? Um Wiederholungen vorzubeugen, geht es in diesem Beitrag um ein paar, bereits erwähnte, Punkte, die für Patienten mit Chemo- und Hormontherapie von Bedeutung sind und eine Herausforderung, vor allem – jedoch nicht ausschließlich – für Pflegende darstellen.

Die Behandlung der Krankheit kann man nicht trennen vom eigentlichen Krankheitsgeschehen und dessen Auswirkung für den Patienten und seine Familie. Die Einstellungen der Patienten gegenüber Krebs sind sehr verschieden und abhängig von kulturellen, ethnischen, sozialen, ökonomischen und erzieherischen Faktoren. Aber wie in den vorausgegangenen Beiträgen immer wieder betont wurde, ist der wichtigste und prominenteste Faktor die Angst – Angst, Krebs zu haben, Angst, daran zu sterben, Angst vor Verunstaltung, Angst vor Schmerzen, Angst vor Behandlung und deren Nebenwirkungen. Ängste, die verschieden sind in ihrer Intensität und Häufigkeit – wie dies auch mit den diesbezüglichen Reaktionen des Patienten der Fall ist.

Für die meisten Patienten mit Chemo-Hormontherapie, ist die Heilung nicht das zu erwartende Endresultat, vielmehr treten sie ein in das „Auf und Ab" von Behandlung, Remission, Rückfall und vielleicht weiteren Behandlungen, was den Rest ihrer verbleibenden Krankheitszeit charakterisieren wird. Und die kleinere Zahl, die geheilt wird, muß die Tatsache akzeptieren, den Rest des Lebens mit der Möglichkeit einer bösartigen Diagnose verbringen zu müssen, die wie das Schwert von Damokles über ihren Köpfen schwebt, denn sie sind nie wirklich frei vom Joch der Diagnose, da die Medizin sie immer wieder zurückruft zur Überprüfung ihres Gesundheitszustandes.

Die zwei meistgebrauchten Worte, die bisher gebraucht wurden in bezug auf Mittel und Wege zur Unterstützung des Patienten, mit seinen Ängsten und Befürchtungen fertigzuwerden, waren Kommunikation und Information. Ich möchte zusätzlich noch selbst einige Bemerkungen zu diesen zwei Punkten anfügen.

Kommunikation

Hört man manchmal Gesundheitspflegepersonal zu, wie es über Kommunikation redet, könnte man fälschlicherweise annehmen, es hätte die Wahl, die Kommunikation zu wünschen oder nicht.

Allerdings ist es in den meisten Spitälern so, daß Kommunikation meist rein zufällig stattfindet und absolut außer Kontrolle des Personals ist. Kommunikation ist ja meist nicht nur beschränkt auf jene Momente, wo ein Mitglied des Personals eine bewußte Entscheidung trifft, einem Patienten oder Verwandten etwas mitzuteilen, sondern sie findet zu allen Zeiten statt, auf einer nichtverbalen Ebene: die herrschende Atmosphäre auf einer Spitalstation, die Art und Weise, wie das Personal die Arbeit verrichtet, und die Art, wie andere Patienten und Anverwandte scheinbar auf die Situation reagieren. Darum sind wir gar nicht in der Lage zu entscheiden, ob Kommunikation zwischen Personal, Patienten und Verwandten stattfinden soll, da diese ein Teil des Spitallebens ist. Tatsächlich ist es so, daß der Patient mehr über seine Krankheit erfährt, wenn ihm *nichts gesagt* wird, da er immer auf der Suche nach möglichen Anhaltspunkten ist, um den Nebel der Mystifikation zu heben. Allerdings können wir in einem solchen Fall nicht sicher sein, wie genau das Wahrnehmungsvermögen des Patienten ist. Die einzige Entscheidung, die wir treffen können ist, ob wir bewußt miteinbezogen werden möchten oder nicht, um zu verstehen, was geschieht und auf positive Art Information zu vermitteln zur Unterstützung des Patienten und seiner Familie.

Information

Einer der schwierigsten Belange in der Onkologie ist wohl die Frage, wer kann Information und wer darf keine Information an Patienten und deren Familien geben, und wessen Aufgabe ist es, Patienten betreffend ihrer Krankheit und Behandlung zu beraten. Das Thema ist kurz während einer Diskussionsperiode aufgetaucht, worauf – vielleicht verständlich – die Reaktionen sehr stark ausfielen, da Grundrechte gefährdet und sichergestellt wurden.

Vielleicht, in nicht allzu weiter Ferne, werden wir ein Stadium der Reife erreichen, wo das Manövrieren um Positionen zwischen Arzt, Sozialarbeiter, Pflegeperson und Psychiater aufhört, und wir es dem Patient erlauben, eine größere Wahl zu haben, wem er sich mitteilen möchte. Einige werden hier argumentieren, daß Informationssitzungen ein angebrachtes Mittel seien. Ich habe keine Zweifel über den Wert solcher Sitzungen. Allerdings erinnert mich das an den Patient, der während der langen Stunden der Dunkelheit endlich den Mut fand, die Nachtschwester zu fragen: „Habe ich Krebs?" Wird eine solche oder andere wichtige Frage von einer Wand des Schweigens gefolgt, kann das für den Patient niederschmetternd und eine emotionelle Belastung für die Krankenschwester sein. „Ich wußte, daß die Situation schlecht war, als die Krankenschwester mir nichts sagen konnte", war eine kürzlich gemachte Bemerkung eines Patienten. Ein gemeinsamer Versuch mit den geeigneten Personen, die richtige Information zum richtigen Zeitpunkt zu geben, sollte uns eine Lösung aus diesem Dilemma bringen.

Auf jeden Fall, wer immer es sei, der Information auf wirksame Weise übermittelt, braucht Wissen und professionelles Geschick auf diesem Gebiet, dessen Fehlen unter Gesundheitspflege-Fachleuten ein immer wiederkehrendes Thema dieses Symposiums war.

Die Beweise sind heute überzeugend, daß Wahrheit und Offenheit im Umgang mit Patienten die Beziehung zu Pflegepersonen bereichern, abgesehen davon, daß wir natürlich dem Patienten die Wahl der Verdrängung überlassen müssen und ob er diese Strategie des Bewältigungsmechanismus bevorzugen möchte. Wir müssen auch sicher sein, daß wir beim Geben von Information den Patienten mit der Gewalt unserer Worte nicht überfallen, vielmehr sollte die Wahrheit mit Einfühlungsvermögen dargestellt werden, wobei eher Hoffnung als Hoffnungslosigkeit geweckt werden sollte.

Bewältigungsstrategien

In den vorangegangenen Beiträgen haben wir von verschiedenen Methoden gehört, welche bei der Unterstützung von Patienten angewendet werden können, um Krebs und die Behandlung zu bewältigen und die Lebensqualität zu verbessern. Der Gebrauch von Musik und anderen Künsten, wie auch geistige Dimensionen der Pflege wurden hervorgehoben. Der Einsatz von Kosmetikerinnen und anderen nichttraditionellen Gesundheitspflegepersonen können ebenfalls viel zur Toleranz der Behandlung beitragen und Patienten und deren Familien helfen, der unsicheren Zukunft zuversichtlich entgegenzugehen. Ernährungsaspekte als Unterstützung haben beträchtliche Aufmerksamkeit erhalten, und das mit Recht. Gewichtsverlust ist keine obligatorische Begleiterscheinung von Krebs und Chemotherapie. Viele Patienten, auch solche, die Übelkeit und Erbrechen tolerieren müssen, können ihr Gewicht halten und verbessern. Individuell zugeschnitten, können gesundheitlich erprobte Diätprogramme den Patienten beträchtlich unterstützen, und die Miteinbeziehung von Patient und Familie in die Ernährungsberatung kann verhindern, daß sie alternative und oft auch unangemessene und schädliche Diäten suchen.

Die Familienintegrität während der Krankheit aufrechtzuerhalten, ist eine Herausforderung für uns alle. Judi Johnson hat uns daran erinnert, daß „Krebs eine mächtige Kraft ist, welche den gewohnten Gang des täglichen Lebens unterbricht". Sie hat auch einige Strategien hervorgehoben, welche angewendet werden könnten, um Familien zusammenzuhalten während der akuten Krise der Diagnose und der chronischen Krise der fortschreitenden Krankheit. Zusätzlich sollte die wichtige Rolle betont werden, welche Sozialarbeiter im Zusammenhang mit Familienstrukturen und arbeitsbezogenen Problemen spielen.

Bis jetzt habe ich von psychosozialen Fachkenntnissen gesprochen, die zur Patientenunterstützung nötig sind. Für Krankenschwestern ist die Förderung von praktischen Kenntnissen ebenso wichtig. Denn ohne das Selbstvertrauen der Krankenschwester in ihre Fähigkeit, oft komplexe, klinische Prozeduren durchführen zu können, hat sie keine geistige Freiheit, sich auf die anderen Bedürfnisse des einzelnen zu konzentrieren.

Während der letzten Jahre sind viele Pflegestrategien entwickelt worden, um die Qualität der Betreuung von Patienten zu verbessern, die Chemotherapie erhalten. Diese Entwicklungen fallen in drei Kategorien:

1. Techniken in bezug auf die Verabreichung von zytotoxischen Medikamenten, welche die Verträglichkeit und die Sicherheit der Prozedur verbessern;
2. Interventionen, um die Nebenwirkungen der Behandlung zu reduzieren, z.B. Entspannungs- und andere Techniken, um zu erwartendes Erbrechen zu reduzieren, und Kühlen der Kopfhaut, um das Auftreten von Alopezie zu reduzieren;
3. Beeinflussung der Umgebung als Stütze für den Patienten, leichter mit den negativen Aspekten der Behandlung fertigzuwerden.

Wir haben neue Methoden zur Verfügung, welche Patienten und Familien helfen, mit der Krankheit Krebs und einer Chemo-Hormontherapie fertigzuwerden und die Lebensqualität zu verbessern. Unglücklicherweise werden diese oft nicht so eingesetzt, daß das, was heute möglich wäre, erreicht wird.

Überdies wird mit pflegerischen und medizinischen Forschungsprogrammen laufend nach neuen Methoden der Pflege und Unterstützung gesucht. Für diese Studien sind die gleiche Verpflichtung und der gleiche Enthusiasmus nötig, wie auch für Studien mit Behandlungsprotokollen, wenn wir den uns kollektiv gegebenen Titel ernstlich verdienen wollen, Pflegefachleute zu sein.